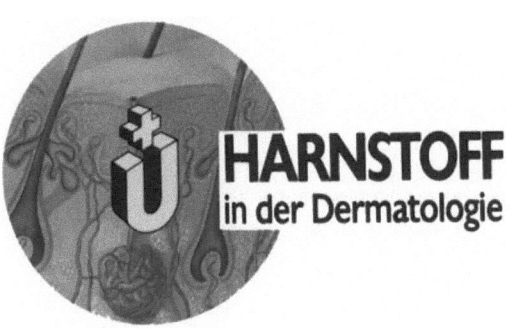

Der Hautarzt

Zeitschrift für Dermatologie, Allergologie, Venerologie und verwandte Gebiete
Organ der Deutschen Dermatologischen Gesellschaft

Herausgeber und Schriftleiter
O. Braun-Falco, München · D. Petzoldt, Heidelberg · U. W. Schnyder, Zürich · K. Wolff, Wien

Herausgeber
G. Burg Würzburg · C. E. Orfanos, Berlin · G. Plewig, Düsseldorf · E. Schöpf, Freiburg

Unter Mitarbeit von
P. Altmeyer, Bochum · I. Anton-Lamprecht, Heidelberg · B.-R. Balda, Augsburg · S. Borelli, München · G. Brehm, Ludwigshafen · E. Christophers, Kiel · J. Civatte, Paris · G. Ehlers, Berlin · H. Flegel, Rostock · E. Frenk, Lausanne · H. C. Friedrich, Marburg/Lahn · P. Fritsch, Innsbruck · M. Gloor, Karlsruhe · H. Goldschmidt, Philadelphia · M. Goos, Essen · M. Hagedorn, Darmstadt · E. Haneke, Wuppertal · R. Happle, Nijmegen · W. P. Herrmann, Bremen · N. Hjorth, Hellerup · K. Holubar, Wien · H. Holzmann, Frankfurt · O. P. Hornstein, Erlangen · M. Hundeiker, Münster · L. Illig, Gießen · H. Ippen, Göttingen · H. Ishikawa, Tokyo · St. Jablonska, Warschau · E. G. Jung, Mannheim · A. Kint, Gent · J. Knop, Mainz · W. Krause, Marburg · A. Krebs, Bern · H. Kresbach, Graz · H. W. Kreysel, Bonn · E. Macher, Münster · S. Marghescu, Hannover · W. Meigel, Hamburg · W. Meinhof, Aachen · J. Metz, Wiesbaden · S. Nishiyama, Sagamihara · J.-M. Paschoud, Lausanne · J. Petres, Kassel · J. Rácz, Budapest · R. Rajka, Oslo · G. Rassner, Tübingen · O. E. Rodermund, Ulm · S. Rösing, Heidelberg · Th. Rufli, Basel · Z. Ruszczak, Lódź · K. Salfeld, Minden · A. Schulze-Dirks, Heidelberg · G. K. Steigleder, Köln · G. Stüttgen, Berlin · H. Tronnier, Dortmund · H. Ueki, Kurashiki-shi · K. Uyeno, Tsukuba · S. W. Wassilew, Krefeld · G. Weber, Nürnberg, F. O. Weidner, Stuttgart · R. K. Winkelmann, Rochester, Minn. · H. H. Wolff, Lübeck, H. Zaun, Homburg/Saar

---

Supplementum IX, 40. Jahrgang 1989

Internationales Symposium
in Salzburg am 2. und 3. Dezember 1988

Harnstoff in der Dermatologie

Herausgegeben von W. Raab

Mit 28 Abbildungen

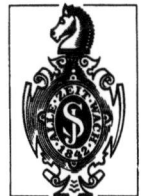

Springer-Verlag
Berlin   Heidelberg   New York
London   Paris   Tokyo

Univ. Prof. Dr. med. W. Raab
Allergieambulatorium „Innere Stadt"
Walfischgasse 3
A-1010 Wien

ISBN-13:978-3-540-51047-5   e-ISBN-13:978-3-642-83754-8
DOI: 10.1007/978-3-642-83754-8

CIP-Titelaufnahme der Deutschen Bibliothek

Harnstoff in der Dermatologie : internationales Symposium in
Salzburg am 2. und 3. Dezember 1988 ; Der Hautarzt.
Supplementum IX, 40. Jahrgang, 1989 / hrsg. von W. Raab. —
Berlin ; Heidelberg ; New York ; London ; Paris ; Tokyo :
Springer, 1989
    ISBN-13:978-3-540-51047-5

NE: Raab, Wolfgang [Hrsg.]; Der Hautarzt

Das Werk ist urheberrechtlich geschützt. Die dadurch begründeten Rechte, insbesondere die der Übersetzung, des Nachdruckes, der Entnahme von Abbildungen, der Funksendung, der Wiedergabe auf photografischem oder ähnlichem Wege und der Speicherung in Datenverarbeitungsanlagen bleiben, auch bei nur auszugsweiser Verwertung, vorbehalten. Die Vergütungsansprüche des § 54, Abs. 2 UrhG werden durch die „Verwertungsgesellschaft Wort", München, wahrgenommen.

© Springer-Verlag Berlin Heidelberg 1989

Die Wiedergabe von Gebrauchsnamen, Handelsnamen, Warenbezeichnungen usw. in diesem Werk berechtigt auch ohne besondere Kennzeichnung nicht zu der Annahme, daß solche Namen im Sinne der Warenzeichen- und Markenschutzgesetzgebung als frei zu betrachten wären und daher von jedermann benutzt werden dürften.

Produkthaftung: Für Angaben über Dosierungsanweisungen und Applikationsformen kann vom Verlag *keine Gewähr* übernommen werden. Derartige Angaben müssen vom jeweiligen Anwender im Einzelfall anhand anderer Literaturstellen auf ihre Richtigkeit überprüft werden.

2127/3140-543210 – gedruckt auf säurefreiem Papier

Harnstoff in der Dermatologie

Als systemisch verabreichtes Pharmakon hat Harnstoff im letzten Jahrzehnt alle Bedeutung verloren. Dafür wird diese Substanz in zunehmendem Maß als Wirkstoff und Hilfsstoff in der äußerlichen Behandlung von Hautkrankheiten eingesetzt. Harnstoff liegt gut im Trend der modernen Dermatologie: ein völlig atoxisches Pharmakon mit gut dokumentiertem, breitem Wirkspektrum.

Die zunehmenden klinischen und experimentellen Erfahrungen mit der äußerlichen Anwendung von Harnstoff ließen es nun einmal angeraten erscheinen, die vorliegenden neuen Informationen zusammenzutragen. Auch sollte Klinikern und Experimentatoren die Möglichkeit zu einem Meinungsaustausch geboten werden. Dies erfolgte während des Internationalen Symposiums „Harnstoff in der Dermatologie" Anfang Dezember 1988 in Salzburg. In sieben Vorträgen und neun Kurzreferaten wurde die Rolle des Harnstoffs in der Dermatologie von verschiedenen Gesichtspunkten aus beleuchtet.

Als verantwortlichem Leiter dieses Symposiums bereitet es mir nun besondere Freude, die auf dieser Tagung gehaltenen Vorträge in einem Supplementband des Hautarztes herauszugeben. Dieser Band soll nicht nur allen Tagungsteilnehmern die interessanten Stunden von Salzburg in Erinnerung rufen, sondern auch die auf diesem Harnstoffsymposium vorgetragenen Informationen einem breiten Kollegenkreis zugänglich machen.

Mein Dank gilt den Referenten der Tagung, die durch prompte Manuskriptabgabe das rasche Erscheinen des Supplementbandes ermöglichten, und dem Verlag – hier insbesondere Frau Hanna Hensler-Fritton – für die umsichtige Betreuung.

Möge dieser Kongreßband über Harnstoff in der Dermatologie dazu beitragen, daß sich noch mehr Kollegen mit dem Einsatz dieses Pharmakons als Wirkstoff und Hilfsstoff zur Behandlung von Dermatosen vertraut machen und den Harnstoff in ihr routinemäßig eingesetztes therapeutisches Armentarium einbeziehen.

Wien, im Jänner 1989   *W. Raab*

Inhaltsverzeichnis

Vorwort V

Harnstoff in der Dermatologie I (Review)
K. H. Müller, Ch. Pflugshaupt 1

Harnstoff in der Dermatologie II (Review)
K. H. Müller, Ch. Pflugshaupt 13

Wirkungsqualitäten von Harnstoff

Biochemie, Pharmakologie und Toxikologie
von Harnstoff
W. Raab 23

Penetrationsförderung lokal applizierter
Wirkstoffe durch Harnstoff
G. Stüttgen 27

Therapeutisch nutzbare Eigenschaften von Harnstoff – Harnstoff als Monotherapeutikum

Bedeutung von Harnstoff in der externen
Therapie
W. Wohlrab 35

Harnstoff als Monotherapeutikum bei
trockener Haut
G. Swanbeck 42

Therapeutisch nutzbare Eigenschaften von Harnstoff – Harnstoff in Kombination

Harnstoff in Kombination mit Kortikosteroiden zur Therapie von Ekzemen
M. Drosner 47

Harnstoff und Harnstoffkombinationen bei
Ichthyosen
U. W. Schnyder 51

Harnstoff in Kombination mit Dithranol zur
Therapie der Psoriasis vulgaris
B. Przybilla, P. Kaudewitz, K. Bieber ... 54

Round Table (Kurzreferate)

Wassergehalt der Epidermis nach
Salizylsäure- und Harnstoffbehandlung
I. Rácz, Gy. Soós, E. Jakab 61

Harnstoff-Einfluß auf die epidermale
Zellerneuerung gemessen mit einer
nichtinvasiven Methode
J. M. Baló-Banga 63

Verbesserung der Hautfeuchte und des
Hautreliefs unter Harnstofftherapie
M. Puschmann, K. Gogoll 67

Salizylsäure und Harnstoff – mögliche
Beeinflussung der keratolytischen Wirkung
von Salizylsäure durch Harnstoff
B. Gabard, E. Bieli 71

Harnstoff und Harnstoffkombinationen
bei Psoriasis
B. Th. Rohde 74

Harnstofftherapie bei Mykosen
S. Nolting 76

Therapieerfolge mit harnstoffhaltigen Externa
bei Papillomatosis cutis verrucosa
(Lymphostatischer Stauungspapillomatose)
H. Lindemayr 78

Harnstoffrezepturen
R. Raab 80

Harnstoffanwendung in kosmetischen
Präparaten
E. M. Kokoschka, J. H. Klade 82

Autorenregister 83

Sachregister 85

Review

Harnstoff in der Dermatologie I*

K. H. Müller und Ch. Pflugshaupt

Zusammenfassung

Dieser erste Teil der Literaturübersicht wurde im wesentlichen bereits vor 10 Jahren [97a] veröffentlicht. Dabei sind die Bedeutung des Harnstoffs in der normalen und erkrankten Haut und seine verschiedenen dermopharmakologischen Eigenschaften behandelt. Besonders ausführlich wurde vorab auf die Publikationen der 70er Jahre eingegangen, aus denen sich vor allem die Ausnutzung seiner keratolytischen und wasserbindenden Eigenschaften in der Hornschicht insbesondere für die Therapie von Hyperkeratosen und xerotischen Dermatosen ohne ernsthafte Nebenwirkungen ergibt.

Summary

In the main this first part of a review of the literature was already published 10 years ago [97a]. Here the importance of urea in the normal and diseased skin and its various dermopharmacologic properties is dealt with. For the time beeing the publications of the seventies are given special attention. In them particularly the utilization of the keratolytic and hydrating properties, i.e. water-binding capacity, of urea in the horny layer and also its significance in the treatment of hyperkeratosis and xerotic dermatosis without serious side effects is emphasized.

Einleitung

Seit etwa zwanzig Jahren findet Harnstoff in dermopharmazeutischen und -kosmetischen Zubereitungen zunehmend breite Verwendung. Deshalb erschien es an der Zeit, über die verhältnismäßig kurzgefaßten Literaturzusammenstellungen von Asthon u.a. [6] und Fiedler [39] (siehe auch [101, 102]) hinausgehend, eine Bestandsaufnahme der weit gestreuten Publikationen der 60er und 70er Jahre über diese eigenartige Substanz im Bereich der Dermatologie zu unternehmen.

---
* Zbl Haut 1979, 142:157–168

Allgemeine und pharmazeutisch-kosmetische Eigenschaften

Harnstoff H_2N-CO-NH_2 ist offizinell in der Pharmacopoea Nordica, der Pharmacopoea Helvetica und dem Deutschen Arzneibuch – DDR unter der Bezeichnung Carbamidum, in der Japanese Pharmacopeia, der Pharmacopeia of the United States und der British Pharmacopeia unter dem Namen Urea. Seine geruch- und farblosen Kristalle lösen sich sehr leicht in Wasser, und zwar bei 20° bis 51,3% Gewicht in Gewicht = 107,9% Gewicht in Volumen entsprechend ca. 18 Mol/l (1 Mol = 60,06 g). In wäßriger Lösung neigt er dazu, langsam in Kohlendioxid und Ammoniak zu zerfallen.

Außer Einschlußverbindungen (Klathraten) mit Kanalgitterstruktur [44] bildet Harnstoff als hydrotopes Mittel [88] mit verschiedenen Substanzen, darunter einigen pharmazeutischen Wirk- und Hilfsstoffen, Addukte von erhöhter Wasserlöslichkeit; sie fanden u.W. bisher keinen Einsatz in der Therapie. Bolten [20] stellte andererseits einen schlecht wasserlöslichen Komplex mit Salizylsäure her; er ist in Wasser sehr unbeständig und hat deshalb entgegen der Ansicht von Gloor u.a. [51] in der Therapie keine Bedeutung, wenigstens keine wirkungsmindernde. Dafür sprechen auch die Förderung der Liberation von Salizylsäure aus Salben durch Harnstoff (Gabrand u. Möll, in Vorbereitung) und die lineare Löslichkeitserhöhung von Salizylsäurepreßlingen durch Harnstofflösungen in steigenden Konzentrationen [30].

Harnstoff als Bestandteil der Epidermis

1. Herkunft des epidermalen Harnstoffes

Der Harnstoff der Epidermis ist, ebenso wie die Milchsäure, zum großen, aber je nach Schweißabsonderung stark wechselnden Teil sudorigenen Ursprungs [129]. Schweißdrüsen dienen offenbar lediglich als Ausscheidungsorgane für den Plasmaharnstoff; sie erreichen bei starker Arbeit in trockener Hitze fast die Ausscheidungskapazität der Nieren [78].

Über die Konzentrations- und Mengenverhältnisse des Harnstoffs im ekkrinen Schweiß hat Fiedler ([38], p. 226–228, 249) ausführlich referiert; auffallenderweise ist die Konzentration im Schweiß höher als im Blut. Schwartz u.a. [119] versuchten, die hohen Konzentrationen mit einer passiven Reabsorption des Wassers aus den Schweißdrüsenkanälchen und der daraus folgenden Eindickung des Schweißes zu erklären. Demgegenüber glaubte Brusilow [25] aufgrund von Versuchen mit ^{14}C-Harnstoff an eine zusätzliche Quelle in den Schweißdrüsen oder in der Epidermis. Gordon u.a. [53] sahen – ebenfalls aus Experimenten mit ^{14}C-Harnstoff peroral und intravenös – die Ursache der Anreicherung in einer Konzentrierung des Schweißes einfach durch die invisible Abdunstung des Wassers von der Hautoberfläche, was übrigens auch aus einer von Fiedler ([38], p. 250) zusammengestellten Tabelle hervorgeht. Daneben postulierten die Autoren einen direkt aus dem Plasma gespeisten Harnstoffspeicher innerhalb der Epidermis mit einem Umsatz von etwa einer Woche. Darüber hinaus dürften gewisse Anteile des Epidermisharnstoffes aus dem den Verhornungsprozeß begleitenden Eiweißum- und -abbau stammen, bevorzugt aus dem Arginin [68]; gerade die Stachel- und die Körnerschicht zeichnen sich durch eine auffallend hohe Arginaseaktivität aus.

2. Die normale Epidermis

Bereits in den 50er Jahren wurden verschiedenenorts Harnstoffbestimmungen in Hornschicht, Callus, Haaren und Fußnägeln durchgeführt. Jacobi [68] fand in der normalen Haut durchschnittlich 1,42 g pro 100 g entfettetem Trockengewebe, und zwar bei männlichen Personen mehr als bei weiblichen und bei 25jährigen ⅓ mehr, bei 45jährigen 2⅓mal mehr als bei jüngeren; im höheren Alter war praktisch keine weitere Änderung festzustellen.

3. Die pathologische Epidermis

Bei pathologischen Prozessen erfahren die Konzentrationsverhältnisse mehr oder weniger starke Veränderungen:

Hautmykosen und pustulöse Follikulitiden bewirken eine signifikante Zunahme des Harnstoffs im Schweiß, was angeblich zur Differentialdiagnose herangezogen werden kann [125].

Callus enthält nur halb so viel Harnstoff wie normale Hornschicht; eine Konzentrationsabhängigkeit vom Alter besteht hier nicht [68].

Schwarz [121] fand im Wasserlöslichen von Abschabseln normaler Hornschicht, der Hornschicht unbefallener Psoriatikerhaut und von Psoriasisschuppen, bezogen auf den Leucin-Isoleucinanteil, Harnstoffkonzentrationen in fallender Reihenfolge. Demgegenüber soll der Harnstoff im Blutserum des Psoriatikers signifikant erhöht sein [109, 144].

Auch beim Neurodermitiker sind nicht nur die Aminosäuren, sondern auch der Harnstoff in wäßrigen Extrakten von Hornschichtabschabseln sehr stark reduziert, und zwar in Abschabseln befallener Partien noch weit stärker als in solchen unbefallener [108]; dies betrifft anscheinend sowohl seinen sudorigenen als auch seinen epidermogenen Anteil.

Ähnliche Verhältnisse ließen sich auch bei der Altershaut bezüglich des Harnstoffs, nicht bezüglich der Aminosäuren, aufzeigen [79, 122]; inwieweit hier die altersbedingte Oligohidrose mitspielte, blieb fraglich.

Rossmiller u. Hoekstra [114] lösten durch intradermale Injektion von n-Hexadien bei Meerschweinchen hypertrophische und hyperkeratotische Reaktionen aus mit einer Trockengewichtszunahme der Epidermis auf das Zehnfache; in den dialysierten Epidermisextrakten bestimmten sie u.a. den Harnstoffgehalt: er betrug im Durchschnitt 30 μMol/g gegenüber 92 aus normalem Gewebe, und zwar aus nichtverhornten Partien 32, aus verhornten nur 19 μMol/g.

Dermatologische Eigenschaften des Harnstoffs

Die pharmakodynamischen Qualitäten des Harnstoffs auf und in der Haut seien in Anlehnung an die von Ashton u.a. [6] aufgestellte Liste gegliedert:
1. proteolytisch
2. keratolytisch
3. wasserbindend
4. penetrationsfördernd
5. epidermisverdünnend
6. juckreizstillend

Ergänzend sei auf einen möglichen Einfluß des Harnstoffs auf die Pufferkapazität und den Säuremantel der Hautoberfläche hingewiesen [123] sowie auf Beobachtungen zur Mikrobistase und Mikrobicidie von Urea [47, 76, 83].

1. Proteolyse

a) Proteindenaturierung – Proteinsolubilisierung: Die proteinlösende Eigenschaft konzentrierter Harnstofflösungen ist lange bekannt. Die Proteindenaturierung durch Harnstoff beschrieben u.a. Berkman u.a. [13] sowie Katz u. Denis [71]. Dabei sollen nach Ashton u.a. [6] sowohl die Anordnung der Aminosäureseitenketten als auch die Polypeptidketten verändert werden.

Kligman [76] beschrieb eine Maceration der Dermatitishaut von Meerschweinchen bei Konzentrationen von über 20%.

Montagna [98] sah histologische Epidermisveränderungen nach Einwirkung von 1–5 M Harnstoff, und zwar in Form einer Schwellung der einzelnen Epidermiszellen, auch der äußeren Schichten; höhere Konzentrationen bewirkten darüber hinaus strukturelle Änderungen im Str. malpighii.

Eine gesättigte Harnstofflösung bewirkte nach Hellgren u. Larsson [58] im Gegensatz zu einer gesättigten Kochsalzlösung schon innerhalb weniger Tage Änderungen der mechanischen Eigenschaften von Hornschichtproben insofern, als diese später ihre quaternäre Keratinstruktur verloren, nach etwa einem Monat eine gelartige Gestalt annahmen und sich leicht desaggregieren ließen; die Autoren sahen darin eine hydrotrope Solubilisierung der Proteine.

Extrakte von Menschen- und Meerschweinchenepidermis, die mit 8 M-Harnstoff hergestellt wurden, ergaben quantitativ und qualitativ andere Proteinmuster als solche mit 0,9- und mit 9%iger Kochsalzlösung [120]; auch Hautextrakte von Meerschweinchen, die eine Woche lang 8 M-Harnstoff ausgesetzt waren, wiesen quantitative Verschiebungen der Proteinzusammensetzung auf. Allenby u.a. [1] beschrieben eine erhebliche Epidermisschwellung durch 8 M-Harnstoff, der dabei 95%igem Phenol entsprach und DMSO (Dimethylsulfoxid) übertraf.

Heite u. Petry [57] referierten, daß 1 M-Harnstoff Proteine aus der Epidermis herauslöst, 3 M eine Acantholyse bewirkt und 6 M den Zusammenhang der Stachelzellen löst und ihren Inhalt verflüssigt. Die Autoren diskutierten als Ursachen: Spaltung der Wasserstoffbrücken durch konkurrierende Verdrängung, Entfaltung der Polypeptidketten, Auflösung der Zellverbände und Kolliquation der Zellen.

b) Enzymaktivierung: Bezüglich des Verlusts der Enzymaktivität wiesen Heite u. Petry [57] speziell auf Trypsin hin, das sich in 2–5 M-Harnstoff reversibel in die ungefaltete inaktive Form verwandelte; bei niedrigeren Harnstoffkonzentrationen verdaute der intakte Restanteil an aktiver gefalteter Form die ungefaltete mit dem Erfolg einer irreversiblen Inaktivierung. Ferner förderte 6,6 M-Harnstoff die Hydrolyseaktivität polymorphonuklearer Leukozytengranula bei Casein sowie bei menschlichem Serumalbumin und Hämoglobin [5].

c) Blasenprovokation: An dieser Stelle sei auf die entzündungsfreie experimentelle Blasenprovokation mittels subkutaner Injektion von Harnstofflösungen hingewiesen ([133], p. 154). Sie wurde erstmals von Hahn (cit. [57]) unter dem Begriff „Blasenschwelle" für die Diagnose z.B. von schweren Lebererkrankungen oder von bullösen Dermatosen eingeführt. Heite u. Petry [57] stellten eine – besonders in ihrem äußerst raschen Ablauf mit Verbrennungsblasen vergleichbare – traumatische proteindenaturierende Noxe mit aktiver Hyperämie, Spaltraumbildung und prallem Auffüllen mit seröser Flüssigkeit fest und ermittelten als normale Schwellenkonzentration 5–8%, die sich in Abhängigkeit von der arteriellen Blutzufuhr änderte. Doch verneinten sie eine Erkennbarkeit der Neigung der Haut zur Blasenbildung und damit die Möglichkeit einer diagnostischen Verwertbarkeit.

2. Keratolyse

a) Begriffsbestimmung: Die Terminologie ist verwirrend. Wir wollen unter Keratolyse – dem gebräuchlichsten diesbezüglichen Terminus – nicht die Auflösung des Keratins verstehen, wie sie unter Einwirkung von Epilatorien, z.B. Alkalisulfiden, stattfindet (Keratinolyse), sondern – z.B. Baden u.a. [8] oder Gloor u.a. [51] folgend – das über die normale Desquamation hinausreichende Auflockern der Hornschicht; dies läuft andernorts – mehr oder weniger in Rücksicht auf die Intensität – unter Bezeichnungen wie keratoplastisch ([133], p. 23, 107), keratodispersiv [145], exfoliierend [105], squamolytisch, desquamierend oder entschuppend [63, 100, 148] oder gar – höchst nichtssagend – oxidierend oder reduzierend. Zu den Keratolytica zählen insbesondere Resorcinol, Salizylsäure und eben der Harnstoff.

b) Interzellularsubstanz: Flesch u.a. (cit. [91]) sowie Mercer [92] postulierten eine hypothetische Zementsubstanz in den Interzellularräumen der Hornschicht. Diese interzelluläre und interdesmosomale Kittsubstanz sorgt neben hochresistenten Desmosomen für die Kohärenz der Hornschicht [127], deren Maximum in der Hornschichtbasis liegt und gegen die Oberfläche hin abnimmt (Kohäsionsgradient) [74, 77].

Die Kittsubstanz ist elektronenmikroskopisch nachweisbar [24, 93, 94] und stellt ein Substanzgemisch dar, über dessen biochemische Natur wenig bekannt ist [49]. Außer neutralen Lipiden [34] wurden Mucopolysaccharide (cit. [91]), Polysaccharidkomplexe [29, 93], Umbauprodukte des Glykocalyx – einem Kohlenhydrat der lebenden Epidermis – [48], ferner Hyaluronsäure [27] sowie Polypeptide vom Molekulargewicht 5000 bis 15 000 [8] als Bestandteile diskutiert. Kermici u.a. [72] prüften auf Lipide, Proteine und Enzyme. Solange der Beitrag der einzelnen Substanzgruppen an der Kittfunktion ungeklärt ist, erscheint eine Verknüpfung von Keratolyse und Proteolyse im jetzigen Stadium nicht angebracht.

c) Kohäsionsverlust: Mittlerweile stellen Marks u.a. [85] bzw. Davies u. Marks [32] nach Einwirkung von Salizylsäure in der Hornschicht des Menschen irreguläre Lücken fest, und Huber u. Christophers [63] demonstrierten am Meerschweinchen fluoreszenzmikroskopisch sehr eindrucksvoll, wie sich unter Salizylsäureeinfluß die Hornschicht in einzelne Zellgruppen oder Zellen ohne Zerstörung ihrer Membranen oder ihres Zytoplasmas trennte. Diese Aufspaltung der interzellulären Bindungen unter Ablösung intakter Hornzellen ist nach Christophers [29a] typisch für den Effekt der sog. echten Keratolytica. Auch die Desquamation der gesunden, oft auch der kranken Haut beruht letztlich auf dem Verlust der Kohäsion zwischen den Schichten und den Zellen des Str. corneum [100].

d) Harnstoffkeratolyse: Windhager u. Plewig [148] wiesen einen grundsätzlichen Unterschied zwischen dem Mechanismus der Salizylsäurekeratolyse einerseits und der Resorcinol- und Schwefelkeratolyse andererseits nach. Wenn auch nur wenige experimentelle Untersuchungen über den Mechanismus speziell der Harnstoffkeratolyse existieren, so darf man auch sie wohl in erster Linie in der Auflösung oder Auflockerung der Interzellularsubstanz suchen, wie sie von Mecca [91] für das Harnstoffderivat Allantoin angenommen wurde. Immerhin fand bereits Rundall [117], daß die einzelnen Hautschichten verschieden auf 6 M-Harnstoff reagierten: lebende Epidermis mit starker Proteinauflösung, Hornschicht lediglich mit einer Separierung der Zellen unter Beibehaltung ihrer Struktur. Dies entspricht der Beobachtung von Baden u.a. [8], daß Harnstoff zwar das α-Protein der lebenden Epidermis, also das Präkeratin, bereits im neutralen Bereich löst, die kreuzvernetzten α-Proteine der Hornschicht jedoch nur im alkalischen.

3. Wasserbindung

a) Wassergehalt der Hornschicht: Für die Weichheit der Haut — plastische Verformbarkeit, mechanische Beanspruchbarkeit — ist nicht, wie früher angenommen, der Lipidgehalt, sondern der Wassergehalt von ausschlaggebender Bedeutung [16, 17, 28, 29]. Dabei wird der Grad des Zusammenklebens der Hornschichtzellen durch den Wassergehalt verringert [8] und gleichzeitig die Dehnbarkeit [147] sowie die Zugfestigkeit der Hornschicht wesentlich gesteigert [29]. Rieger u. Deem ([111], p. 239) ermittelten an Hornschichtstreifen lineare Abhängigkeiten der mechanischen Eigenschaften Elastizität und Entspannung (stress relaxation) von der relativen Feuchtigkeit. So läßt sich die trockene Haut nachhaltig plastifizieren entweder durch Okklusion — unter der Voraussetzung der Anwesenheit wasserbindender Komponenten in der Haut [40, 41] — oder durch Zufuhr von Feuchthaltern (moisturizers), wie dies Rietschel [112] an der lebenden Haut mittels elektrohygrometrischer Messungen im trockenen Luftstrom vorführte. Baker u. Kligman [10] stellten an der lebenden Haut auf ähnliche Weise anfangs eine rasche Wasserdesorption fest, die sich alsbald ziemlich abrupt verlangsamte; sie sahen in der ersten Phase den Verlust an freiem interstitiellem, in der zweiten den Verlust an proteingebundenem Wasser.

b) Xerotische Veränderungen: Durch die intensive Verwendung von Detergentien nahmen in den letzten Jahren die Exsiccationsdermatosen zu. Aber auch endogene pathologische Veränderungen der Hornschicht gehen mit einem abnorm herabgesetzten Wassergehalt einher:

Hindson [61] berichtete, daß in Deutschland, besonders in der trockenen Winterluft, 18% der Kinder britischer Soldaten an atopischem Ekzem litten, im feuchtwarmen Singapur dagegen nur 1%.

Ichthyotische Haut kann im Gegensatz zu gesunder unter erhöht wäßrig-feuchten Bedingungen ihren Wasserhaushalt nicht normalisieren [12], ihr Wasserbindungsvermögen steigt aber parallel mit der klinischen Besserung [55].

Im Vergleich zu normaler Haut ist bei Ichthyosis und — besonders ausgeprägt — bei Psoriasis und Erythrodermie der transepidermale Wasserverlust bis auf das Zwanzigfache erhöht [54].

In der experimentell hyperkeratotischen Meerschweinchenepidermis ist die Wasserbindekapazität wesentlich herabgesetzt [75].

c) Moisturizers: Zur Aufrechterhaltung oder Wiederherstellung der Feuchtigkeit im Str. corneum dienen gemäß der Definition von Jacobi [69] die sog. moisturizers, deren Wirkung jedoch nicht wie bei den sog. humectants (z.B. Glycerol) allein auf der Hygroskopizität beruhen soll.

Bereits in den 50er Jahren wurde ein Gemisch wasserlöslicher niedermolekularer Substanzen in der Hornschicht, vor allem im Str. conjunctum, für die Wasserbindung verantwortlich gemacht [16, 17, 66, 128, 129]; außerdem wurde bekannt, daß xerotische Hornschichterkrankungen mit einem Defizit an diesen Stoffen einhergehen [40, 41, 75, 121]. Werden sie eluiert, so wird das Wassergleichgewicht zwischen Hornschicht und Atmosphäre gestört [124], die Hornschicht wird hydrophob, sprödbrüchig und rissig [17] und verliert ihre Quellfähigkeit [130]. Als Bestandteile der Zellwände gehen sie erst nach der Zerstörung derselben durch Zerreißen, Extraktion mit lipophilen Lösungsmitteln oder längere Einwirkung von Detergentien verloren; die Folge ist eine Reduktion des Wassergehaltes und der Dehnbarkeit der Hornschicht [95].

Dieses hydrophile Substanzgemisch, das 25–30% des Hornschichttrockengewichts ausmacht (cit. [132; 10]), stellt den sog. natural moisturizing factor (NMF), auf deutsch „natürlicher Feuchthaltefaktor" (NFF), der Haut dar [67, 80], für dessen leichte Hygroskopizität neben Zuckern, Aminosäuren, Milch- und α-Pyrrolidoncarbonsäure der Harnstoff — zu 3–7% enthalten — die Hauptverantwortung trägt (cit. [127, 132]). Bereits Heyningen (cit. [43]), Lighton [82] und Foster [43] hatten Beziehungen zwischen der Osmolarität des Schweißes und seinem Harnstoffgehalt gefunden.

Swanbeck [134, 135] schließlich gelang es in seiner fundamentalen Arbeit, die Wasserbindekapazität des Harnstoffs im Str. corneum quantitativ zu erfassen. Dazu tauchte er Hornschichtstückchen von normalen Fußsohlen sowie psoriatische und ichthyotische Hautschuppen 12 Std lang in Wasser, 35%ige (V/V) Glycerol bzw. 5 M-Harnstoff; nach Abtupfen bestimmte er bei Exposition in feuchten Kammern die Wasseraufnahme gravimetrisch (Tabelle 1).

Tabelle 1. Prozent Wasseraufnahme bei 85% rF [134]

Inkubation in	Hornschicht normal	psoriatisch	ichthyotisch
Wasser	11,3	0	0
Glycerol 35%	20,0	22,8	–
Harnstoff 5 M	34,2	37,5	57,9

Leider fehlen den Publikationen die einzelnen Meßergebnisse und ihre statistische Auswertung. Hellgren u. Larsson [58] wiesen in Hornschichtstückchen auf ähnliche Weise den Wasserbindeeffekt gesättigter Lösungen von Harnstoff und Natriumchlorid nach und gelangten zum Schluß, daß die Wasserbindung beider Stoffe hauptsächlich osmotischer Natur sei. Duzee [32a] ermittelte an mit 3 M-Harnstoff getränkten Hornschichtstückchen niedrigere Elastizitätsmoduln als an nicht oder mit 3 M-Lithiumchlorid behandelten. Die Moduln waren temperaturunabhängig, schienen vom Wassergehalt, nicht von der Wasseraktivität abhängig zu sein und beim Harnstoff von seiner Wechselwirkung mit den Proteinstrukturen der Hornschicht geprägt zu sein; dahingegen dürften Lithiumchlorid und auch der NMF lediglich einen hygroskopischen Effekt besitzen.

Campell u.a. [26] behandelten Hautproben mit 10% Harnstoff und maßen bei ihnen einen höheren elektrischen Widerstand als bei unbehandelten Proben. Die Autoren werten dies als Indiz für eine relative Abnahme ungebundenen Wassers in der behandelten Hornschicht. Dagegen beeinflußte 8 M-Harnstoff die Impedanz excidierter Menschenhaut nicht [1]; auch hatte die Tränkung von Hautstreifen mit 20% Harnstoff keinen Einfluß auf ihren Elastizitätsmodul und sogar einen negativen auf ihren Relaxationsmodul – im Gegensatz zur Behandlung mit 4% pyrrolidoncarbonsaurem Natrium ([111], p. 253).

Grice u.a. [55] fanden, daß HMB-Creme (siehe Fußnote Tabelle 2) die Wasserbindekapazität von ichthyotischen Hornschichtschuppen weit stärker erhöhte als 0,1% Vitamin-A-Säure in Vaselin, und zwar nach dreiwöchiger Behandlung um 100% im Vergleich zur Grundlage, ohne die epidermale Wasserbarriere zu verändern; nach Martin [86] bewirkte Harnstoff, im Gegensatz zu Fettokklusion, hygroskopischen Stoffen oder Keratolytica wie Salizylsäure, eine Rehydrierung und Schwellung ichthyotischer Schuppen. Baden u.a. [8] wiesen darauf hin, daß eine hydratisierte Hornschicht die Keratolyse fördert.

4. Penetrationsförderung

a) Allgemein: Wie andere Keratolytica ist der Harnstoff imstande, durch Schwächung der Hornschichtbarriere die Penetration anderer Stoffe in die Haut und damit ihre pharmakologischen Effekte, einschließlich der toxikologischen, zu fördern. Daneben wurde festgestellt, daß eine Hydratation der Hornschicht die Diffusion zahlreicher Substanzen steigert [65, 118]. Zwar beeinflußte 6 M-Harnstoff im Gegensatz zu DMSO- oder Keratinolytica die Wasserdurchlässigkeit excidierter Mäusehaut kaum [89]. Doch sah Wohlrab [151] in autoradiographischen Studien am Meerschweinchenohr mit ^{3}H-Thymidin, daß die durch 5′-Fluoruracil ausgelöste Verminderung der DNS-synthetisierenden Basalzellen von 30% auf 60% gesteigert werden konnte, wenn eine Vorbehandlung mit HMB-Creme vorausgegangen war.

Meßbar ist eine Penetrationsakzeleration vor allem auch über die Absorption radiomarkierter Stoffe in den Kreislauf bzw. ihre Ausscheidung im Urin. Allenby u.a. [1] fanden, daß 8 M-Harnstoff die perkutane Penetrationsrate von 1% ^{35}P-Tri-n-propylphosphat ähnlich wie DMSO auf fast das Doppelte erhöhte; dieser Effekt ließ sich weder mit der Epidermisschwellung noch mit dem Diffusionswiderstand korrelieren.

b) Dermokortikoide: Feldman u. Maibach [37] führten einen Cross-over-Versuch mit Cremes durch, die 1% ^{14}C-Hydrocortisonacetat ohne bzw. mit 10% Harnstoff enthielten und stellten einen signifikanten Unterschied fest, nämlich eine Verdoppelung der ^{14}C-Ausscheidung nach Anwendung der harnstoffhaltigen Creme; vergleichsweise bewirkte DMSO eine Steigerung auf das Vierfache, Plastikfolienokklusion auf das Zehnfache. Die Autoren ließen offen, ob Harnstoff – neben der Penetrationsförderung – die Kristallstruktur des Hydrokortisonesters auf oder in der Haut änderte. Bei diesen Vorgängen ist darüber hinaus die Erhöhung der Freisetzung aus der Grundlage in Betracht zu ziehen, wie sie Horsch u. Löschburg [62] in vitro bei einer Prednisolonhydratcreme durch Zusatz von Harnstoff aufzeigen konnten.

Außerdem läßt sich aus der Arbeit von Barry u. Woodford [11] über das Tachyphylaxiephänomen bei Dermokortikoideinwirkung eine Penetrationsförderung von Hydrokortison durch Harnstoff ableiten; sie verglichen u.a. die mit und ohne 10% Harnstoff ausgelöste Vasokonstriktion von zwei Spezialitäten mit 1% Hydrokortison. Ausgedrückt als Flächen unter den Kurven betrug sie bei

Tabelle 2. Kombination von Harnstoff mit Kortikoiden

Autoren	Harnstoff-Präparate	Kortikoide	Indikationen	Ergebnisse
Swanbeck [134]	10% Creme	1% Hydrocortison	atop. Ekzem	entspr. 0,025% Fluocinolonacetonid-Creme
Floden u.a. [42]	10% HMB-Creme	1% Hydrocortison	atop. Ekzem, Handekzem, Psoriasis u.a.	besser als Harnstoff oder Hydrocortison allein
Hindson [61]	10%	0,1% Betamethasonvalerat	atop. Kinderekzem	besser als 0,1% Betameth.-val.-Creme allein
Hersle u. Gisslén [60]	10% HMB-Creme	1% Hydrocortison	atop. Handekzem, traumat. hyperker. Handekzem	entspr. 0,1% Trimcinolonacetonid-Salbe
Almeyda u. Fry [3]; Almeyda u. Burt [2]	10% Creme	1% Hydrocortison	atop. Ekzem	entspr. 0,1% Betameth.-val.-Creme
Jacoby u. Gilkes [70]	10% Creme	1% Hydrocortison	Entzündungen und/oder Ichthyosen	entspr. 0,1% Betameth.-val.-Creme
Gip u. Karltorp [50]	10% HMB-Creme	1% Hydrocortison	Kontaktdermatitis	anfangs einer 0,05% Betamethasondipropion.-Salbe signif. unterlegen
Laurberg [81]	10% HBM-Creme	1% Hydrocortison	atop. Dermatitis, atop. „Winterfüsse"	bei 60% entspr. 0,1% Betameth.-val., insgesamt aber schlechter
Ludvigsen u. Gadborg [84]	10% HMB-Creme	1% Hydrocortison	Neurodermitis	entspr. 0,1% Triamcinolonacetonid-Creme bei besserer Akzeptanz
Khan u. Williamson [73]	10% Creme	1% Hydrocortison	nicht infizierte Dermatitis	entspr. 0,1% Betameth.-val.-Creme

HMB-Creme = mit Milchsäure und Betain stabilisierte 10%ige Harnstoff-Hydrocreme mit pH 3 [138]

dem Präparat mit Harnstoff das Vierfache derjenigen des harnstofffreien Präparates; inwieweit dabei auch andere Faktoren, z.B. solche des Exzipiens mitspielten, bleibt offen.

Wahlberg u. Swanbeck [143] konnten die Förderung der Hydrokortisonpenetration durch Harnstoff in vitro nicht bestätigen: im Gegensatz zu 5% Milchsäure förderte 10% Harnstoff die Permeation von ^{14}C-Hydrokortison durch Menschenhautmembranen nur minimal und hemmte sogar diejenige durch solche aus Meerschweinchenhaut.

Diese Diskrepanz spiegelt sich wider in den Ergebnissen der Penetrationsversuche von Ayres u. Hooper [7a] mit radiomarkiertem Hydrokortison an Ferkeln: nach 102 Std bewirkte ein Handelspräparat mit 10% Harnstoff in amphiphiler Grundlage im Str. corneum eine 15mal höhere Spitzenaktivität als ein Hydrokortisonpräparat mit HMB-Creme als Grundlage; letztere wich nicht sehr von zwei harnstofffreien Präparaten ab. Demnach scheint der Akzelerationseffekt des Harnstoffs wesentlich von der Grundlage abzuhängen.

In reflexionsphotometrisch ausgewerteten Vasokonstriktionstests ermittelten Gloor u. Lindemann [52], daß 11,1% Harnstoff die Bioverfügbarkeit von Triamcinolonacetonid (0,1%) aus einer Hydrocreme signifikant steigerte. Dagegen unterdrückten sowohl die Keratolytica Salizylsäure (5%) und Schwefel (10%) in Vaselin, als auch Pyrrolidoncarbonsäure und eine Polyhydroxycarbonsäure, beide als Natriumsalze zu 10% in einer Emulsionsbase, den Abblaßeffekt. Die 3 Keratolytika besaßen keine Eigenwirkung.

Ferner gibt es eine Reihe von klinischen Hinweisen, daß Harnstoff die Penetration von Dermokortikoiden erhöht (Tabelle 2).

5. Epidermisverdünnung

In den letzten Jahren trat eine neuartige Aktion des Harnstoffs ins Blickfeld: die Epidermisverdünnung im Sinne einer -verschmälerung.

a) Tierversuche: Gearbeitet wurde am Modell des Meerschweinchenohrs. Innerhalb von 5 Tagen bewirkte 50% Harnstoff im Dauerkontakt eine signifikante Verdünnung der Epidermis um ein Viertel durch Verminderung der Zellzahl bei konstanter mittlerer Zellgröße [18, 153]. Die biometrischen Untersuchungen wurden ergänzt durch vergleichende quantitativ-histotopochemische [155]. Dabei zeigten sich in der behandelten Epidermis Aktivitätsänderungen bei der Lactat- und der Phosphogluconatdehydrogenase; dagegen waren die unspezifische Esterase und die saure Phosphatase ebensowenig verändert wie die Verteilung der Phospholipide, welche empfindliche Meßgrößen für Störungen im Verhornungsablauf darstellen [154]. Dies war ein Hinweis darauf, daß die mit dem Reifungs- und Verhornungsprozeß verbundenen Stoffwechselabläufe eher von sekundärer Bedeutung sind [155].

Die im Vordergrund stehende Störung der Neubildung von Epidermiszellen gab sich auch autoradiographisch zu erkennen an einem gegenüber normaler Epidermis auf die Hälfte erniedrigten ^{3}H-Thymidin-Einbau in die epidermale DNS [22, 149]. Die erniedrigte Anzahl DNS-synthetisierender Zellen ließ sich bereits nach eintägigem Kontakt durch Zytophotometrie der Zellkerne darstellen. Daneben ergaben sich Hinweise auf eine durch Harnstoff direkt oder indirekt verlängerte Lebensdauer der postmitotischen Epidermiszellen. Bei protrahierter Anwendung kam es zu keiner weiteren Verdünnung, aber auch zu keiner Rückkehr auf die Ausgangssituation im Sinne eines Adaptationssyndroms [19, 152].

b) Versuche am Menschen: Die am Tier beobachteten Erscheinungen traten auch in der menschlichen Haut auf, sie sind möglicherweise für Harnstoff spezifisch, denn mit 50% Glucose waren sie nicht reproduzierbar [156]. Die Epidermisverdünnung hielt beim Menschen noch 10 Tage nach Harnstoffkontakt an [150].

Zusammenfassend sieht Wohlrab [150] die Gründe für die Epidermisverdünnung 1. in der Verminderung der Anzahl DNS-synthetisierender Basalzellen, 2. in Veränderungen der Regenerationszeit der postmitotischen Zellen und 3. in Störungen im Regulationsmechanismus beim Start oder im Verlauf der DNS-Synthese.

Auch bei täglicher Applikation von 10% Harnstoff an normalen Testpersonen verdünnte sich die Epidermis gleichartig innerhalb einer Woche; sie hielt während der darauffolgenden Wochen an. Die Reduktion der Basalzellen betrug dabei 30–35%. Parallelversuche mit HMB-Creme ergaben überraschenderweise keine Unterschiede zu den Kontrollgruppen. Gleichzeitig wies Wohlrab [151] die antiacanthogenen Qualitäten des Harnstoffs nach und versuchte, damit die vorgenannten negativen Ergebnisse zu erklären, d.h. mit einer gegenläufigen Verschmälerung und Verbreiterung der Epidermis durch Harnstoff einerseits und durch Grundlagenbestandteile andererseits.

Unbeantwortet bleibt die Frage, ob beim Harnstoff in seinen üblichen Zubereitungen der epidermisverdünnende Effekt unmittelbar zum Tragen kommt und ob er bei der Behandlung der Haut überhaupt eine Rolle spielt. Vielleicht läßt sich einmal herausfinden, daß er eine z.B. durch längere Salizylsäureanwendung geförderte Epidermopoese [113, 146] kompensiert; dies wäre ein Grund für eine Kombination von Harnstoff mit Salizylsäure mit dem Ziel eines Nebenwirkungsantagonismus.

6. Juckreizstillung

Den antipruriginösen Effekt von 20% Harnstoff konnten Swanbeck u. Rajka [139] nachweisen, und zwar durch Messung der Juckdauer nach intradermaler Trypsininjektion. Im Doppelblindversuch zeigte sich eine Überlegenheit der Harnstofflösung gegenüber einer Lösung mit 0,5% Hydrokortison. Als Mechanismus wurde ein lokalanästhetischer Effekt diskutiert.

Therapie

Bereits vor 35 Jahren setzte Rattner [110] eine 3%ige Harnstoffcreme in 66 Fällen von milden Handekzemen als „weichmachendes und heilendes" Mittel ein. Kligman [76] aber sprach dem „milden keratolytischen Effekt" des Harnstoffs eine reale klinische Bedeutung ab.

Den Durchbruch brachte die bereits erwähnte Arbeit von Swanbeck [134]: in Halbseitenversuchen behandelte er 24 Pat. mit Ichthyosis, atopischem Ekzem und Psoriasis mit Hydro- und Lipocremes ohne bzw. mit 10% Harnstoff. Innerhalb weniger Tage oder Wochen wurde die Haut glatt und weich und erschien z.T. völlig normal, während die Grundlagen allein nur schwache Wirkungen zeigten. Der Effekt war bei Ichthyotikern besonders eindrucksvoll. Blasse Erytheme blieben allerdings in der Mehrzahl bestehen. Die folgenden Arbeiten konzentrierten sich auf die Anwendung der HMB-Creme, und zwar besonders bei Ichthyosis, Neurodermitis und Psoriasis [135, 137], u.a. auch als Ergänzung einer Therapie mit Vitamin A oder mit Kortikoiden [136]. Unterlagen für die Behauptung, daß Harnstoff „weit besser keratolytisch" wirke als Salizylsäure (Konzentration?), fehlen in den Publikationen.

Stewart u.a. [131] setzten im Doppelblindhalbseitenversuch eine 10%ige Harnstoffcreme neben 1% Hydrokortison in entsprechender Cremegrundlage bei 30 Pat. mit Ichthyosis (z.T. mit atopischer Dermatitis), Xerosis und trockener seniler Haut ein. In 29 Fällen trat beidseitig eine deutliche Besserung ein, wobei eine leichte Präferenz zugunsten des Harnstoffpräparates angegeben wurde. Beim trockenen, tylotischen Handekzem war hingegen die Kombination Harnstoff und fluoriertes Kortikoid bzw. die gleichzeitige Applikation einer 10%igen Harnstoffcreme mit dem Kortikoid der reinen topischen Kortikoidtherapie deutlich überlegen; insbesondere konnten die Symptome Trockenheit und Fissurenbildung rascher überwunden werden.

Mit z.T. mittleren und guten Erfolgen behandelten Vleeschouwer u. Bersaques [142] verschiedene hyperkeratotische Dermatosen mit 5–40%, meist 15% Harnstoff (ohne Angabe der Zubereitungsform), und zwar Xerodermie, Ichthyosis vulgaris, Palmar-Plantarkeratom, Calli bei traumatischen Keratosen, Clavi, hyperkeratotisches Ekzem und seborrhoisches Kopfekzem. Lediglich 4 Fälle von generalisierter kongenitaler Keratodermie blieben unbeeinflußt; Ichthyotiker sprachen besonders gut an. Pope u.a. [106] stellten in einer Doppelblindstudie an 84 Pat. mit Ichthyosis vulgaris und congenitalis nach zweiwöchiger Behandlung mit HMB-Creme, 2%iger Salizylsäuresalbe, wirkstofffreier Hydrocreme bzw. kohlenwasserstoffhaltiger Emulsionsbase eine signifikante Überlegenheit der erstgenannten Präparation fest. Sehr gute Erfolge sahen Bień u. Borkowski [14] bei 12 Psoriatikern und 7 Ekzematikern durch Verwendung höher konzentrierter Harnstoffzubereitungen (20–50%ig) mit und ohne Prednisolon.

Frederiksson [46] verglich in einem Doppelblindhalbseitenversuch an 30 Pat. mit trockener, schuppender Haut aufgrund bestehender oder vorausgegangener Dermatitis und an 30 Pat. mit Handekzemen 2 Handelspräparate mit jeweils 10% Harnstoff, nämlich die HMB-Creme (pH 3) und eine Emulsion mit einem „moisturizing Komplex" (pH 6); nach vierwöchiger Anwendung erwies sich letztere im Urteil der Prüfer und der Pat. als signifikant wirksamer, hinsichtlich Akzeptanz der ersteren allerdings als unterlegen. Laurberg [81] empfahl die HMB-Creme für die Langzeittherapie der atopischen Dermatitis nach Initialbehandlung mit Intensivkortikoiden. Nach Middleton u. Roberts [96] verbesserte Harnstoffcreme in mehrwöchigem Gebrauch bei 148 Frauen mit trockener, schuppender Haut den Zustand der Hände in ähnlicher Weise wie eine Präparation mit 5% pyrrolidoncarbonsaurem Natrium.

Weitere Empfehlungen für eine Harnstoffbehandlung stammen von Braverman [23], Rees (cit. [131]), Roston [115], Martin [86], Solente [126], Nash [99], Beare [12], Heinke u. Gizycki [56], Thomas [140], Ayres [7], Zarzewski u.a. [158], Hering [59], Blair [15] und Park [103]. Die beschriebenen therapeutischen Erfolge sind wohl einerseits den keratolytischen, andererseits den wasserbindenden Eigenschaften des Harnstoffs zuzuschreiben.

In diesem Zusammenhang noch ein negatives Ergebnis: Die General Practitioner Research Group [9] führte in 14 Praxen einen dreiwöchigen Doppelblindhalbseitenversuch durch. 55 Pat. mit trockener, schuppiger Haut oder Hyperkeratosen verschiedener Genese verwendeten vergleichsweise HMB-Creme und Aqueous Cream BP: bezüglich Besserung und Farbtransparenz waren keine signifikanten Unterschiede feststellbar.

Mit der Penetrationsförderung erschließt sich für den Harnstoff ein weiteres Einsatzgebiet, nämlich die Kombination mit Kortikoiden z.B. bei Ekzemen. So nutzten mehrere Autoren zur Verminderung von Hautschäden durch Intensivkortikoide die Förderung besonders der Hydrokortisonpenetration aus (Tabelle 2). In diesem Bereich bestehen bereits interessante Ansatzpunkte für den erfolgreichen Einsatz von Harnstoffpräparaten in der Intervall- und Nachbehandlung chronischer Ekzeme [61, 81], aber auch von Neurodermitis und Psoriasis [64].

Einen anderen Weg zur Umgehung der Intensivkortikoide bei der Behandlung der aktiven chronischen Psoriasis signalisierten McKey u. Barnes [90]: 75–80% klinische Besserung – gemessen am Effekt des stärksten Dermokortikoids Clobetasolpropionat (0,05%ig) – ließ sich mit Dithranol in einer Konzentration von nur 0,1% mit einem Zusatz von 17% Harnstoff erreichen.

Zum Schluß noch einige spezielle Anwendungen: Pegum [104] behandelte mit Erfolg die black hairy tongue, eine filamentöse Hyperkeratose der Zungenoberfläche, mit 40% Harnstoff.

Sub- und intrakutane Applikationen von 10% Harnstoff um oder direkt in die Herde von Basal- und Plattenepithelzellkarzinomen bei 112 Pat. sowie anschließendes Abdecken mit 50%iger Harnstoffsalbe brachte in 73% der Fälle eine völlige, problem- und narbenlose Abheilung [31]. Dieser Arbeit ging schon lang eine Studie von Millar [97] über den Einsatz von Harnstoffkristallen in Karzinomen voraus.

Martinson u. Lind [87] konnten ekzematöse Hautveränderungen durch Waschen mit 5–10% Harnstoff günstig beeinflussen.

Auf nichtchirurgischem Wege löste Farber [35] Nagelpartien bei dystrophischen, traumatischen, psoriatischen und infektiösen Veränderungen mit 40%iger Harnstoffsalbe unter Plastikfolienokklusion nach 4–10 Tagen ohne Schädigung der gesunden Nagelbezirke.

Absorption und Nebenwirkungen

1. Absorption

Wahlberg u. Swanbeck [143] sowie Franz [45] beobachteten in vitro an Membranen aus Meerschweinchen- und aus Menschenhaut, Feldman u. Maibach [36] in vivo am Menschen eine kutane Absorption von ^{14}C-Harnstoff. Aus der Arbeit von Wohlrab u. Schiemann [156] geht hervor, daß er äußerst rasch eindringt und innerhalb von 15 min im Blut erscheint; doch ist der Abtransport aus der Haut stark verzögert [55, 150].

2. Nebenwirkungen

Als körpereigene Substanz sind vom Harnstoff weder systemische noch chemisch bedingte lokale Nebenwirkungen zu erwarten, insbesondere keine allergene. So war bei etwa 500 Probanden, darunter 66 Hautkranken, der Patch-Test durchweg negativ [110], und bis heute sind keine Sensibilisierungen bekannt geworden [4]. Es soll jedoch nicht unerwähnt bleiben, daß Harnstoff in niederen Konzentrationen die Lymphozytentransformation stimulierte, in höheren hemmte, insbesondere in Abhängigkeit von der Einwirkungszeit [157]. Ob der von Bień u. Borkowski [14] beschriebene eine Fall einer Ekzementwicklung unter Behandlung mit Harnstoff diesem zuzuschreiben ist, erscheint sehr fraglich.

Grice u.a. [55] stellten bei 14 Ichthyotikern mit HMB-Creme im Gegensatz zu 0,1% Vitamin-A-Säure keine Hautreizungen fest. Auch Vleeschouver u. Bersaques [142] fanden im Gegensatz zu einer 10%igen Salizylvaseline bei Harnstoffkonzentrationen von 30–40% weder Irritationen noch Macerationen. Dies betrifft jedoch nur den

Harnstoff in reiner Pharmakopöequalität, denn Wozniak [157] sah bei technischen Harnstofftypen im epikutanen Läppchentest am Menschen zwischen 1 und 6% Irritationen.

Gleichwohl sei die toxikologische Bedeutung hoher Harnstoffkonzentrationen diskutiert, und zwar unter Berücksichtigung des Umstandes, daß auch ursprünglich in niedriger Konzentration formulierte wasserhaltige Zubereitungen, etwa die vielfach eingesetzten 2- oder 10%igen Öl-in-Wasser-Emulsionen, aufgrund der Wasserverdunstung auf der Haut bis zur Sättigung aufkonzentrieren können.

3. Gewerbetoxikologie

Von gewerbetoxikologischem Interesse ist – im Hinblick auf den steigenden Bedarf an Harnstoff als Düngemittel und Futterzusatz – die Beobachtung, daß es bei Harnstoffarbeitern an exponierten Stellen zu Hautreizungen im Sinne einer Irritationsdermatose kam [18, 141]. Über die toxikologische Bedeutung insbesondere der reversiblen Epidermisverdünnung durch Harnstoffzubereitungen wurde nicht gesprochen. Jedenfalls führte sie zu keiner Atrophie [152]; dies bestätigen die Hautfaltenmessungen und radiographischen Prüfungen von Dykes u. Marks [33].

4. Indirekte Wirkung

Abgesehen vom Ausbleiben unmittelbarer Nebenwirkungen ist es jedoch denkbar, daß Harnstoff – vorab in höheren Konzentrationen – die Schutzfunktion der Haut gegen exogene Substanzen beeinträchtigt [21, 39, 152, 159]. Aus diesem Grunde möchten Hellgren u. Larsson [58] seinen Einsatz auf pathologisch hyperkeratotische Zustände beschränkt sehen.

Das öfters beschriebene Brennen und Schmerzen nach Auftragen von Harnstoffcreme besonders auf lädierte Stellen [9, 46, 70, 81] bezieht sich auf die HMB-Creme und ist zweifellos ihrem niedrigen pH zuzuschreiben.

Literatur

1. Allenby AC, Creasy NH, Edington JAG, Fletcher JA, Schock C (1969) Mechanism of action of accelerants on skin penetration. Br J Dermatol 81:47
2. Almeyda J, Burt BW (1974) Double blind controlled study of treatment of atopic eczema with a preparation of hydrocortisone in a new drug delivery system versus betamethasone 17-valerate. Br J Dermatol 91:579
3. Almeyda J, Fry L (1973) Controlled trial of the treatment of atopic eczema with a urea-hydrocortisone preparation versus betamethasone 17-valerate. Br J Dermatol 88:493
4. AMA (1977) Drug evaluations. PSG Publishing Company, Littleton, Mass, p 907
5. Asghar SS, Cormane RH (1976) Some properties of proteolysis by polymorphonuclear leukocyte-granular extracts. J Invest Dermatol (Baltimore) 66:93
6. Ashton H, Frenk E, Stevenson CJ (1971) Urea as a topical agent. Br J Dermatol 84:194
7. Ayres PJ (1977) Proc. of symposium „The Ichthyoses" in Cardiff. MTP Press, Lancaster
7a. Ayres PJW, Hooper G (1978) Assessment of the skin penetration properties of different carrier vehicles for topical applied cortisol. Br J Dermatol 99:307; vgl. auch Whitefield M (1979) ibid. 100:736; Orr NA, Smith JF, Hill EA (1979) ibid. 100:737; sowie Ayres PJ, Hooper G (1979) ibid. 100:737
8. Baden HP, Lee LD, Kubilus J (1976) Intra and extracellular cementing substances. J Soc Cosmet Chem 27:433
9. Baillie ATK u.a. (General Practitioner Res. Group) (1973) Comparison between carbamide cream („calmurid") and aqueous cream. B. P. Practitioner (Lond) 210:294
10. Baker H, Kligman AM (1967) Measurement of transepidermal water loss by electrical hygrometry. Arch Dermatol 96:441
11. Barry BW, Woodford R (1977) Vasoconstrictor activities and bio-availabilities of seven proprietary corticosteroid creams assessed using a non-occluded multiple dosage regimen. Br J Dermatol 97:555
12. Beare JM (1971) Advances in the treatment of diseases of the skin. Practitioner (Lond) 207:450
13. Berkman PM, Pastewka JV, Peacook AC (1966) Influence of urea on the electrophoretic properties of the protein of microsomal membranes. Biochim Biophys Acta 181:159
14. Bień K, Borkowski J (1974) Wstepna ocena wartości mocznika wleczeniu miejscowym. Przegl Dermatol 61:351
15. Blair C (1976) The action of a urea lactic acid ointment in ichthyosis. Br J Dermatol 94:145
16. Blank IH (1952) Factors which influence the water content of the stratum corneum. J Invest Dermatol (Baltimore) 18:433
17. Blank IH (1953) Further observations on factors which influence the water content of the stratum corneum. J Invest Dermatol (Baltimore) 21:259
18. Böhm W, Braun W, Pankow B, Wohlrab W, Peker J (1974) Über die Reaktion der Epidermis nach Harnstoffeinwirkung. I. Epidermales Testsystem. Dermatol Wochenschr 160:373
19. Böhm W, Pankow B, Braun W, Wohlrab W, Peker J (1974) Epidermisreaktion nach Harnstoffeinwirkung. Vortr Ref Dermatol Wochenschr 160:597
20. Bolten S (1963) Interaction of urea and thiourea with benzoic and salicylic acid. J Pharm Soc 32:1071
21. Braun W (1975) Über den Mechanismus der Harnstoffwirkung auf die Epidermis und seine mögliche Nutzanwendung. Vortr Ref Dermatol Wochenschr 161:686
22. Braun W, Wohlrab W (1974) Zur Harnstoffwirkung auf die Epidermis. Vortr Ref Dermatol Wochenschr 160:923
23. Braverman IM (1969) Ichthyosis hystrix. Arch Dermatol 99:127
24. Brody J (1966) Intercellular space in normal human stratum corneum. Nature 209:472
25. Brusilow SW (1967) Evidence for a non-plasma source of urea in sweat. Nature 214:506
26. Campell S, Kraning KK, Schibli EG, Momii ST (1977) Hydratation characteristics and electrical resistivity of stratum corneum using a noninvasive four-point microelectrode method. J Invest Dermatol (Baltimore) 69:290
27. Cerimele D, Del Forno C, Serri F (1978) Histochemistry of the intercellular substance of the normal and psoriatic human epidermis. Arch Dermatol Res 262:27
28. Christensen MS, Hargens CW, Nacht S, Gans EH (1977) Viscoelastic properties of intact human skin: instrumentation, hydration effects, and the contribution of the stratum corneum. J Invest Dermatol (Baltimore) 69:282

29. Christophers E (1973) Pharmakologische Effekte der Hornschicht. Fortschr Prakt Dermatol Venereol 7:88
29a. Christophers E (1979) Wie wirken Keratolytica? Hautarzt 30:224
30. Collett JH, Flood BL (1976) Some effects of urea on drug dissolution. J Pharm Pharmacol 28:206
31. Danopoulos D, Danopoulou IE (1974) Urea treatment of skin malignancies. Lancet I:115
32. Davies M, Marks R (1976) Studies on the effect of salicylic acid on normal skin. Br J Dermatol 95:187
32a. Duzee BF van (1978) The influence of water content, chemical treatment and temperature on the rheological properties of stratum corneum. J Invest Dermatol (Baltimore) 71:140
33. Dykes PJ, Marks R (1977) The atrophigenity of 1% hydrocortisone plus 10% urea (Alphaderm). Clin Trials J 14:139
34. Elias PM, Goerke J, Friend DS (1977) Mammalian epidermal barrier layer lipids: composition and influence on structure. J Invest Dermatol (Baltimore) 69:535
35. Farber EM (1979) Harnstoffsalbe statt Chirurgie. Vortr Ref Med Tribune (Basel) 12:21
36. Feldmann RJ, Maibach HJ (1970) Absorption of some organic compounds through the skin in man. J Invest Dermatol (Baltimore) 34:399
37. Feldmann RJ, Maibach HJ (1974) Percutaneous penetration of hydrocortisone with urea. Arch Dermatol 109:58
38. Fiedler HP (1968) Der Schweiß. Editio Cantor, Aulendorf
39. Fiedler HP (1977) Harnstoff: Eigenschaften – Wirkung – Verwendung. Berufsdermatosen 25:63
40. Flesch P, Jackson-Esoda EC (1957) Deficient waterbinding in pathologic horny layers. J Invest Dermatol (Baltimore) 28:1
41. Flesch P, Jackson-Esoda EC (1957) Deficient waterbinding in pathologic horny layers. J Invest Dermatol (Baltimore) 28:5
42. Flodén CH, Hagerman G, Leczinsky CG, Skogh M, Swanbeck G (1971) Calmuril som bas för lokal eksembehandling med steroider. Lakartidningen 68:5160
43. Foster KG (1961) Relation between the colligative properties and chemical composition of sweat. J Physiol (Lond) 155:490
44. Frank SG (1975) Inclusion compounds. J Pharm Sci 64:1585
45. Franz TJ (1975) Percutaneous absorption on the relevance of in vitro data. J Invest Dermatol (Baltimore) 64:190
45a. Franz TJ (1978) The finite dose technique as a valid in vitro-model for the study of percutaneous absorption in man. Curr Probl Dermatol 7:58
46. Fredriksson T (1975) Urea creams in the treatment of dry skin and hand dermatitis. Int J Dermatol 14:442
47. Friedrich E (1975) Harnstoffspaltung durch Mikroorganismen der menschlichen Epidermis. Vortr Ref Dermatol Wochenschr 161:690
48. Fritsch P, Wolff K, Hönigsmann H (1975) Glycocalyx of epidermal cells in vitro: demonstration and enzymatic removal. J Invest Dermatol (Baltimore) 64:30
49. Fukuyama K, Epstein WL (1969) Sulfur-containing proteins and epidermal keratinization. J Cell Biol 40:830
50. Gip L, Karltrorp N (1974) The rapidity of the effect of different types of topical corticosteroids. Curr Ther Res 16:300
51. Gloor M, Wirth H, Schnyder UW (1978) Pharmakologie der Salicylsäure bei topischer Applikation. Zentralbl HautGeschlechtskrankh 139:283
52. Gloor M, Lindemann J (1980) Über die Wirkung von Keratolytika und Moisturizern auf die Bioverfügbarkeit von Triamcinolonacetonid in der Haut bei topischer Anwendung (Dermatol Monatsschr 166:102)
53. Gordon RS, Thompson RH, Thrasher D, Benson JW (1976) Genesis of the sweat: plasma urea concentration gradient. J Invest Dermatol (Baltimore) 66:218
54. Grice K, Bettley FR (1967) Skin water loss and accidental hypothermia in psoriasis, ichthyosis and erythroderma. Br Med J 4:195
55. Grice K, Sattar H, Baker H (1973) Urea and retinoic acid in ichthyosis and their effect of transepidermal water loss and water holding capacity of stratum corneum. Acta Derm Venereol (Stockh) 53:114
56. Heinke E, Gizycki K von (1972) Dermotherapeutische Erfahrungen mit einer neuen harnstoffmilchsäurehaltigen Salbe. Therapiewoche (Karlsruhe) 22:2579
57. Heite H-J, Petry R (1965) Zur diagnostischen Bedeutung experimenteller Blasenerzeugung durch intracutane Harnstoffinjektion. Hautarzt 16:164
58. Hellgren L, Larsson K (1974) On the effect of urea on human epidermis. Dermatologica 149:289
59. Hering H (1974) Diskussionsbemerkung zu Braun u. Wohlrab [22]
60. Hersle K, Gisslén H (1972) Calmurid HC-Salbe – ein neues Prinzip in der Behandlung von chronischen, traumiterativen Handekzemen. Z Haut Geschlechtskr 47:571
61. Hindson T (1971) Urea in the topical treatment of atopic eczema. Arch Dermatol 104:284
62. Horsch W, Löschburg M (1977) Zur Stabilität von Prednisolon-Harnstoff-Salben. Pharmazie 32:622
63. Huber C, Christophers E (1977) „Keratolytic" effect of salicylic acid. Arch Dermatol Res 257:293
64. Huber HP, Pflugshaupt C (1979) Ergebnisse einer systematischen Kortikoid-Grundlagen-Intervalltherapie. Schweiz Rundsch Med Prax 68:821
65. Idson B (1978) Hydration and percutaneous absorption. Curr Probl Dermatol 7:132
66. Jacobi O (1959) About the mechanism of moisture regulation in the horny layer of the skin. Proc Sci Sect Toilet Goods Ass 31:22
67. Jacobi O (1967) Nature of cosmetic films on the skin. J Soc Cosmet Chem 18:149
68. Jacobi O (1971) Die Inhaltsstoffe des normalen Stratum corneum und Callus menschlicher Haut. Arch Dermatol Res 240:107
69. Jacobi O (1972) Humectants versus moisturizers. Am Cosmet Perfum 87:35
70. Jacoby RH, Gilkes JJH (1974) A new urea/hydrocortisone powder-cream compared with other topical corticosteroid preparations: a six-centre study. Curr Med Res Opin 2:474
71. Katz S, Denis J (1969) Mechanism of denaturation of bovine serum albumin by urea and urea type agents. Biochim Biophys Acta (NY) 188:247
72. Kermici M, Bodereau C, Aubin G (1977) Measurement of biochemical parameters in stratum corneum. J Soc Cosmet Chem 28:151
73. Khan SA, Williamson DM (1977/78) A double-blind comparison of 1% hydrocortisone plus 10% urea („Alphaderm") and 0,1% betamethasone 17-valerate in the treatment of non-infective inflammatory dermatoses. Curr Med Res Opin 5:354–358
74. King CS, Barton SP, Nicholls S, Marks S (1979) The change in properties of the stratum corneum as a function of depth. Br J Dermatol 100:165
75. Kirk DL, Hoekstra WG (1964) Hexadecane-induced hyperkeratinization of guinea pig skin. I. Changes in epidermal weight and water binding. J Invest Dermatol (Baltimore) 43:93
76. Kligman AM (1957) Dermatologic uses of urea. Acta Derm Venereol (Stockh) 37:155
77. Kligman AM (1964) In: Montagna W, Lobith WS (eds) The epidermis. Academic Press, New York, p 410
78. Konives GK, Robinson S, Roberts JT (1966) Urea transfer across the sweat glands. J Appl Physiol 21:1681
79. Kuegelen H von, Schwarz E (1974) Zur Frage von Altersveränderungen der Hautoberfläche. Arch Dermatol Res 248:355
80. Laden K, Spitzer R (1976) Identification of a natural moisturizing agent in skin. J Soc Cosmet Chem 18:351

81. Laurberg G (1975) Topical treatment with urea-hydrocortisone in atopic dermatitis. Dermatologica 151:30
82. Lighton IJ (1957) Osmotic pressure of human sweat. J Appl Physiol 11:422
83. Linzenmeier G (1963) Was ist über die bakterienfeindliche Wirkung des Harnstoffs bekannt? Münch Med Wochenschr 105:1467
84. Ludvigsen KED, Gadborg E (1975) Treatment of Besnier's prurigo with lactic acid plus urea and hydrocortisone and triamcinolone acetonide. Ref Excerpta Med Dermatol Venereol 30:107
85. Marks R, Davies M, Catell A (1975) An explanation for the keratolytic effect of salicylic acid. J Invest Dermatol (Baltimore) 64:283
86. Martin J (1971) Treatment of diseases of the skin. Practitioner 202:450
87. Martinson EE, Lind AY (1964) Trophic effect of the urea and its possible use for the treatment of neurotrophic skin diseases. Ref Zentralbl HautGeschlechtskr 117:119
88. Matasa C (1971) Hydrotropie, Lyotropie, Einsalzung, Lösungsvermittlung, Mischlösungsvermittlung, Synergismus oder Solubilisation? Chemiker Ztg 95:507
89. Matoltsy AG, Downes AM, Sweeney TM (1968) Studies of the epidermal water barrier. Part 2. Investigation of the chemical nature of the water barrier. J Invest Dermatol (Baltimore) 50:19
90. McKey JP, Barnes J (1978) The treatment of active chronic psoriasis. Clin Trials J 15:113
91. Mecca SB (1976) Uric acid, allantoin and allantoin derivates. Soap Perfum Cosmet 49:434
92. Mercer EH (1961) Keratin and keratinisation – an essay in molecular biology. Pergamon Press, Oxford
93. Mercer EH, Jahn RA, Maibach HI (1968) Surface coats containing polysaccharides on human epidermal cells. J Invest Dermatol (Baltimore) 51:204
94. Mercer EH, Maibach HI (1968) Intercellular adhesion and surface coats of epidermal cells in psoriasis. J Invest Dermatol (Baltimore) 51:215
95. Middleton JD (1968) The mechanism of water binding in stratum corneum. Br J Dermatol 80:437
96. Middleton JD, Roberts ME (1978) Effect of a skin cream containing the sodium salt of pyrrolidone carboxylic acid on dry and flaky skin. J Soc Cosmet Chem 29:201
97. Millar NM (1933) Urea cristals in cancer. JAMA 100:1684
97a. Müller KH, Pflugshaupt Ch (1979) Review – Harnstoff in der Dermatologie – Literaturübersicht. Zentralbl Haut Geschlechtskr 142:157–168
98. Montagna W (1962) The structure and function of skin. Academic Press, New York
99. Nash DP (1971) Urea cream for dry skin. J Am Pediat Assoc 61:381
100. Nicholls S, Marks R (1977) Novel techniques for the estimation of intracorneal cohesion in vivo. Br J Dermatol 96:595
101. NN (1971) Calmurid: an urea cream for the skin. Drug Ther Bull 9:29
102. NN (1973) Urea for treatment of dry skin. Med Letter (NY) 15:104
103. Park RG (1978) Common skin disorders of infancy and early childhood. Curr Ther (Philad) 19:49
104. Pegum JS (1971) Urea in the treatment of black hairy tongue. Br J Dermatol 84:602
105. Plewig G, Kligman AM (1975) Acne. Springer, Berlin Heidelberg New York, p 277
106. Pope FM, Rees JK, Wells RS, Lewis KGS (1972) Outpatient treatment of ichthyosis: a double-blind trial of ointments. Br J Dermatol 86:291
107. Pullmann H (1976) Die Salicylsäure in der Therapie der Psoriasis. Z Hautkr 51:219
108. Rainer-Griesbach I (1977) Freie Aminosäuren, Urea, Ammoniak, Urocaninsäure, Pyrrolidoncarbonsäure und Lactat in der abschabbaren Hornschicht bei erkrankten und klinisch unauffälligen Neurodermitikern im Vergleich zu Hautgesunden. Diss. Med. Fachber., Freie Univ. Berlin
109. Rajaratnam C (1965) Biochemical changes in psoriasis – a review. Indian J Dermatol 10:47
110. Rattner H (1943) Use of urea in hand creams. Arch Dermatol 48:47
111. Rieger MM, Deem DE (1974) Skin Moisturizers. J Soc Cosmet Chem 25:239, 25 J
112. Rietschel RL (1978) A method to evaluate skin moisturizers in vivo. J Invest Dermatol (Baltimore) 70:152
113. Roberts MS, Horlock ER (1978) Effect of repeated skin applications on percutaneous absorption of salicylic acid. J Pharm Sci 67:1685
114. Rossmiller JD, Hoekstra WF (1966) Hexadecane-induced hyperkeratinization of guinea pig skin. IV. J Invest Dermatol (Baltimore) 47:44
115. Roston M (1970) The treatment of ichthyosis and hyperkeratotic conditions with urea. Aust J Dermatol 11:142
116. Roth HL, Gellin GA (1973) Atopic dermatitis: Treatment with an urea-corticosteroid cream. Cutis 11:237
117. Rundall KM (1952) The proteins of the mammalian epidermis. Adv Protein Chem 7:253
118. Scheuplein RJ (1967) Mechanism of percutaneous absorption. II. Transient diffusion and the relative importance of various routes of skin penetration. J Invest Dermatol (Baltimore) 48:79
119. Schwarz E (1977) Neurodermitis und Hornschicht. Z Hautkr 52:59
120. Schwartz IL, Thaysen JH, Dole VP (1953) Urea excretion in human sweat as a tracer for movement of water within the secreting gland. J Exp Med 97:429
121. Schwartze G (1974) Zum Einfluß von Harnstoff auf Proteine der Haut. Vortr Ref Dermatol Wochenschr (Lpz) 160:598
122. Schwarz E (1974) Freie Aminosäuren und Harnstoff in psoriatischen und normalen, epidermalen Verhornungsprodukten. Arch Klin Exp Dermatol 225:299
123. Schwarz E (1974) Biochemische Stigmata menschlicher Hautoberfläche im Alter. Z Klin Chem Klin Biochem 12:93
124. Singer EJ, Vinson LJ (1966) The water-binding properties of skin. Proc Sci Sect Toilet Goods Assoc 46:29
125. Sobhandadri C, Rao KV, Das NS, Premalatha V (1976) Study of composition of sweat in dermatological disorder. Indian J Dermatol 42:106
126. Solente MG (1971) Un kératolytique méconnu. Bull Soc Franc Dermatol Syph 78:453
127. Spier HW (1967) Hornschichtphysiologie als gewerbedermatologische Grundlagenforschung. Berufs-Dermatosen 15:121
128. Spier HW, Beiersdorff HU (1964) Zur quantitativen Bedeutung der Skleroproteine und der wasserlöslichen Inhaltsstoffe für Alkali-Neutralisations- und Resistenzproben. Arch Klin Exp Dermatol (Berl) 219:613
129. Spier HW, Pascher G (1955) Die wasserlöslichen Bestandteile der peripheren Hornschicht (Hautoberfläche). Quantitative Analysen. I. Allgemeines. Stickstoffhaltige Substanzen. Arch Dermatol Syph (Berl) 199:411
130. Spier HW, Pascher G (1959) Die wasserlöslichen Bestandteile der Hornschicht (Hautoberfläche). Quantitative Analysen. I. Allgemeines, stickstoffhaltige Substanzen. Aktuelle Probleme der Dermatologie I. Karger, Basel New York, S 1 (1959) Physiologie der Hautoberfläche. Arch Dermatol Syph (Berl) 199:411
131. Stewart WD, Danto JL, Maddin WS (1969) Urea cream. Cutis 5:1241
132. Strianse SJ (1974) The search for the ideal moisturizer. Cosmet Perfum 89:57
133. Stüttgen G, Schaefer H (1974) Funktionelle Dermatologie. Springer, Berlin Heidelberg New York
134. Swanbeck G (1968) A new treatment of ichthyosis and other hyperkeratotic conditions. Acta Dermatol Venereol (Stockh) 48:123

135. Swanbeck G (1968) Karbamidkräm mot torr och hyperkeratotisk hud. Lakartidningen 65:2286
136. Swanbeck G (1970) Ichthyoser. Lakartidningen 67:4153
137. Swanbeck G (1971) Dermatologisk lokalbehandling: hyperkeratoser och ragader. Lakartidningen 68:[Suppl] 121
138. Swanbeck G (1972) US. Pat. (Medisan AB) 3 666 863
139. Swanbeck G, Rajka G (1970) Antipruritic effect of urea solutions. Acta Dermatol Venerol (Stockh) 50:225
140. Thomas E (1973) Urea in dermatologic therapy. Cutis 12:782
141. Tsyrkunov LP (1969) Ref Excerpta Med Dermatol Venereol 23:443
142. Vleeschouwer L de, Bersaques J de (1971) Urea as a topical agent in dermatology. Arch Belges Dermatol Syph 27:225
143. Wahlberg JE, Swanbeck G (1973) The effect of urea and lactic acid on the percutaneous absorption of hydrocortisone. Acta Dermatol Venereol (Stockh) 53:207
144. Weber G, Stettler H (1974) Über eine unbekannte Stoffwechselstörung bei Psoriasis vulgaris. Arch Dermatol Res 251:129
145. Weirich EG (1978) Tierexperimentelle Untersuchungen über die Salizylsäurewirkung auf die menschliche Haut. Ärztl Kosmetologie 8:242
146. Weirich EG, Longauer JK, Kirkwood AH (1978) Effect of topical salicylic acid on animal epidermopoiesis. Dermatologica 156:89
147. Wildnauer RH, Bothwell JW, Douglass AB (1971) Stratum corneum biochemical properties. I. J Invest Dermatol (Baltimore) 56:72
148. Windhager K, Plewig G (1977) Wirkung von Schälmitteln (Resorcin, kristalliner Schwefel, Salicylsäure) auf die Meerschweinchenepidermis. Arch Dermatol Res 259:187
149. Wohlrab W (1974) Die DNS-Synthese in der Epidermis nach Kontakt mit Harnstoff. Dermatologica 149:144
150. Wohlrab W (1976) Zum Normalisierungsprozeß in der Epidermis nach vorausgegangenem Harnstoffkontakt. Dermatol Wochenschr (Lpz) 162:585
151. Wohlrab W (1977) Die therapeutische Harnstoffwirkung auf die Haut. Dermatologica 155:97
152. Wohlrab W, Böhm W (1975) Epidermisreaktion nach Langzeiteinwirkung von Harnstoff. Dermatologica 151:149
153. Wohlrab W, Böhm W, Pankow B, Peker J (1974) Über die Reaktion der Epidermis nach Harnstoffeinwirkung. II. Biometrische Ergebnisse. Dermatol Wochenschr (Lpz) 160:370
154. Wohlrab W, Grüneberg T (1966) Histochemische Befunde an der klinisch gesunden Haut von Psoriatikern. Arch Klin Exp Dermatol 225:259
155. Wohlrab W, Peker J (1974) Enzymologische Befunde in der harnstoffbehandelten Epidermis. Vortr Ref Dermatol Wochenschr (Lpz) 160:598
156. Wohlrab W, Schiemann S (1976) Untersuchungen zum Mechanismus der Harnstoffeinwirkung auf die Haut. Arch Dermatol Res 255:23
157. Wozniak K-D (1975) Hauttestungen verschiedener Harnstofftypen. Vortr Ref Dermatol Wochenschr (Lpz) 161:687
158. Zarzewski Z, Pietura A, Murawska H (1974) Przegl Dermatol 61:3
159. Zesch A (1977) Verträglichkeitsprüfungen der Cosmetica – Fragen zur Resorption bei Anwendung von Kosmetika. Ärztl Kosmetologie 7:166

Dr. K. H. Müller
Dr. Ch. Pflugshaupt
Spirig AG
Postfach
CH-4622 Egerkingen

Review

Harnstoff in der Dermatologie II

K. H. Müller und Ch. Pflugshaupt

Zusammenfassung

In den letzten Jahren publizierte Arbeiten über Harnstoff in der Dermatologie werden zusammenfassend besprochen, und zwar als Ergänzung eines vor zehn Jahren erschienenen Review-Artikels [40].

Summary

Publications from the last few years on urea in dermatology are discussed comprehensively as supplement to a review article which was published 10 years ago [40].

Einleitung

Seit etwa 20 Jahren findet Harnstoff (Urea, Carbamid) in dermopharmazeutischen und -kosmetischen Zubereitungen zunehmend breite Verwendung. Es ist bald zehn Jahre her, daß wir einen Reviewartikel über „Harnstoff in der Dermatologie" veröffentlicht haben [40]. Mittlerweile erschienen über 200 Publikationen, die sich mit Harnstoff und Dermatologie befaßten. Auf die wichtigsten soll nunmehr in Anknüpfung an unsere erste Literaturübersicht (S. 1–12) eingegangen werden. Die in diesem Heft publizierten Vorträge, die auf dem Internationalen Symposium „Harnstoff in der Dermatologie" in Salzburg gehalten wurden, sind nicht berücksichtigt.

Leider fehlen in etlichen Publikationen u.E. absolut notwendige eingehendere Kennzeichnungen der Prüfpräparate, z.T. auch nähere Beschreibungen der Methodik, ferner weitgehend statistische Auswertungen der Untersuchungsergebnisse.

Abgesehen von den älteren Literaturzusammenstellungen von Fiedler u.a. [11] und von Ashton [1] verdienen die ausgezeichneten zusammenfassenden Publikationen von Wohlrab [73, 79] besondere Beachtung, zumal der Autor sich auch experimentell sehr intensiv mit harnstoffhaltigen Dermatika beschäftigt hat. Außerdem veröffentlichten Horsch u. Wolf [24] mehr aus pharmazeutischer und analytischer Sicht vor einigen Jahren eine umfassende Übersicht.

Dermatologische Eigenschaften des Harnstoffs

Taube u.a. [59] demonstrierten die Harnstoffwirkungen auf die menschliche Haut sehr anschaulich mit dem folgenden Schema:

Proteolyse

Außer für die Nagelentfernung (s.u.) und gelegentlich zur Warzenentfernung findet Harnstoff hier keine Verwendung in der Dermatologie.

Keratolyse

Die Harnstoffkeratolyse ist in ihrer therapeutischen Bedeutung gegenüber der Wasserbindung und der Penetrationsförderung in den Hinter-

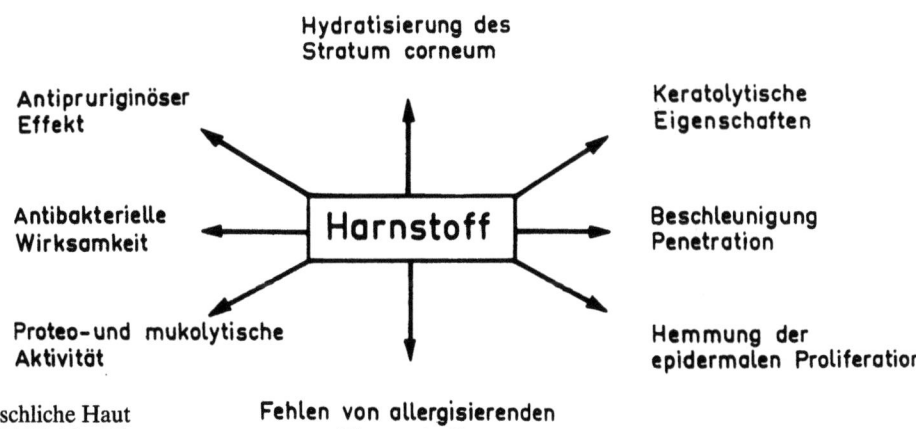

Harnstoffwirkungen auf die menschliche Haut
(vgl. Dermatol Monatsschr 167 (1981) 85–90)

grund getreten. Immerhin liegt die keratolytische Wirkung der Salizylsäure (5%) in einer wasserfreien Lipidgrundlage mit 10% Harnstoff höher als diejenige der Salizylvaseline (5 und 10%), wie dies in vivo demonstriert werden konnte [44].

Wasserbindung

Mit dem Hydratationszustand der Haut und deren Prüfung befaßte sich Tronnier [60] sehr eingehend. Das Vorliegen von zweierlei Bindungsarten des Wassers in der Hornschicht konnte durch Impedanzmessungen (= Hochfrequenzleitfähigkeit) bestätigt werden [56]. 20–25% des Wassers liegen in der Hornschicht gebunden vor [29]. Derartige Messungen zeigten auch die ausgesprochen hygroskopische Natur der Hornschicht, andererseits die verringerte Wasserbindekapazität schuppender Läsionen [55].

Die Wasserbindung variiert je nach Körperregion und unterliegt außer klimatischen auch jahreszeitlichen Einflüssen [48], abgesehen selbstverständlich vom Einfluß pathologischer Veränderungen.

Grundsätzlich sei hier auf die unterschiedlichen Möglichkeiten hingewiesen, Wasser in der Hornschicht festzuhalten [41]:
– *Okklusion* (durch hydrophobe Salben, Öle und Lipocremes),
– *Humectants* (wie Glyzerol und andere ausgesprochen hygroskopische Stoffe), die allerdings nur in relativ feuchter Atmosphäre wirken, in trockener jedoch den transepidermalen Wasserverlust (TEWL oder TWL) sogar erhöhen,
– *Moisturizers* (wie NMF = natural moisturizing factor, als wesentlichen Bestandteil Harnstoff enthaltend), welche die Wasserbindekapazität der Hornschicht verstärken.

Andererseits subsummieren Kligman u.a. [32] alle diese Stoffe unter „moisturizers", unterscheiden aber je nach Wirkungsdauer zwischen therapeutischen und kosmetischen Moisturizern.

Über die Beeinflussung der Wasserbindung in der Hornschicht durch Harnstoff wurde in letzter Zeit eine Reihe von in vivo-Experimenten durchgeführt, z.T. mit dermatologischen und kosmetischen Handelspräparaten (Tabelle 1).

Wohlrab [78] verglich mehrere harnstoffhaltige Handelsprodukte auf ihre Wasserbindungskapazität und stellte dabei große Unterschiede fest; überraschenderweise lag sie bei einer 2%igen Emulsion wenigstens während der ersten Stunden in der Größenordnung der meisten anderen Produkte mit 10 (12)% Harnstoff, z.T. wohl bedingt durch die Konzentrierung des Harnstoffs auf der Haut aufgrund der Verdunstung überschüssigen Wassers aus der applizierten Emulsion.

Alle diese Untersuchungen wurden auf gesunder Haut durchgeführt und lassen sich sicherlich nicht ohne weiteres auf kranke Haut übertragen. Studien an lädierter Haut wären im Hinblick auf eine Optimierung der Harnstoffdermatika besonders wichtig.

Penetrationsförderung

Harnstoff ändert – allgemein ausgedrückt – die Funktionsstruktur der Hornschicht und schwächt dabei deren Barriereeffekt. Nicht zu vergessen ist aber auch sein Einfluß auf die *Wirkstofffreisetzung* (Liberation) aus der applizierten Grundlage an und in die Haut, und zwar durch Beeinflussung der

Tabelle 1. Einfluß harnstoffhaltiger Zubereitungen auf die Haut

Produkte (mit 10% Harnstoff)	Methoden	Ergebnisse	Literatur
Creme gg. hydrophile Salbe und Vaseline	Impedanz (3,5 MHz)	Höhere Hydratation	Tagami u.a. [56]
dito	dito	Höhere Hygroskopizität und Wasserbindekapazität	Tagami u.a. [55]
Lotion (Typ?) gg. 3 andere Produkte	Electrolytic moisture analyzer (Mecco)	TWL ähnlich W/O-Lotio, besser als die anderen Produkte	Rietschel [51]
O/W-Emulsion gg. andere moisturizing-Produkte	Torsionstechnik	Erhöhung der Dehnbarkeit nach 2 Std. und während 4 Wochen	De Rigal u.a. [7]
O/W-Emulsionen mit 5% Milchsäure gg. Base	verschiedene, u.a. Impedanz und Evaporimetrie	Erhöhung der Wasserbindung in den oberen Hautschichten	Martini u.a. [38]
W/O-Produkt gg. Grundlage und 3 andere moisturizing-Produkte	Dielektrizitätskonstante (Corneometer)	bessere Wasserhaltung (90–120 min), auch nach zwischenzeitlicher Exsikkation	Schrader [54]
Salbe = Ungt. Cordes mit 20% H_2O	Tastschnittverf. (Profilometrie)	signif. geringere Rauhigkeitswerte i. Vgl. zu unbehandelter Haut	Post [47]
O/W-Emulsion gg. Grundlage	dito	keine signif. Rauhigkeitsunterschiede	dito
O/W-Creme gg. Grundlage (mit Milchsäure und Betain)	Humidometrie	Keine erhöhte oder verlängerte Zunahme der relativen Feuchte	Wienert u.a. [64]
W/O-Creme mit Tritiumwasser gg. die Base	Aktivitätsmessungen von 20 Klebebandabrissen	sign. Steigerung der H_2O-Penetration	Wohlrab [78]

Löslichkeit und der Kristallstruktur der Aktivsubstanz in der Grundlage, wie z.B. der Salizylsäure [13].

Dermokortikoide

in vitro. Bereits in der Membrandiffusion erkannte man eine starke Erhöhung der Freisetzung von *Prednisolon* aus einer O/W-Creme nach Zusatz von 10% Harnstoff [36], nicht aber aus einer W/O-Creme [25]. Dieser Unterschied stimmt mit dem Freisetzungsverhalten des Harnstoffs selbst aus diesen beiden Systemen überein [20]; die Freisetzung kann allerdings auch abhängig sein von der Lagerzeit der Produkte [21, 23, 26].

Tiermodelle. Je nach Vehikel löst *Hydrokortison* (1%) mit Harnstoff (10%) am Meerschweinchenohr unterschiedliche Reaktionen der Epidermis aus; sie reichen von einer geringen Verdikkung bis zu einer Hypoplasie [84]. An Schweinen wurden vier Hydrokortison-Spezialitäten, davon zwei mit Harnstoff, appliziert und die Penetrationsraten des Kortikoids gemessen; nach 102 Std. wies eine der harnstoffhaltigen wesentlich höhere Penetrationsraten auf als die drei anderen Produkte [37].

Klinische Studien. Die klinischen Belege für die Penetrationssteigerung bei Dermokortikoiden durch Harnstoff (vgl. S. 6, Tabelle 2) beziehen sich hauptsächlich auf *Hydrokortison*. Neuere klinische Erfahrungen beweisen die Penetrationsförderung von Hydrokortisonpräparaten (1%) durch Harnstoff im Sinne einer therapeutischen Äquivalenz mit Betamethason-17-valerat (0,1%) bei ekzematischen Läsionen [65] bzw. beim atopischen Ekzem [37] und mit Triamzinolonazetonid (0,025%) bei hartnäckigen psoriatischen Kopfherden; dabei vermindert der Harnstoff die Reservoirkapazität der Hornschicht offenbar nicht [9].

Pharmakokinetische Studien am Menschen. Experimentelle Arbeiten unterstützen diese Befunde, so die Bestimmung der Wiederfindungsrate (= nicht von der Haut aufgenommene Restmengen) von *Hydrokortison* (1%) aus W/O-Emulsionen; sie war nach Applikation des harnstoffhaltigen Produktes wesentlich geringer [75]. In einer weiteren Studie wurde die Verteilung von Hydrokortison (1% in Cremeform) in Hornschicht, Epidermis und Dermis ermittelt [70]; der Zusatz von 10% Harnstoff bewirkte eine beträchtliche Konzentrationssteigerung in allen Schichten der exzidierten Haut bereits nach 10 min Einwirkung. Ähnliche Resultate ergaben sich bei W/O-Emulsionen mit *Triamzinolonazetonid* [70] und bei *Prednisolon* [74].

Ebenfalls bei *Prednisolon*-Emulsionssalben waren auf der Haut die Wiederfindungsraten bei Zusatz von Harnstoff deutlich niedriger; sie verhielten sich umgekehrt wie die eigentlichen Penetrationsraten in den Hautschichten und wie die Vasokonstriktionswerte [76, 82]. Im Abblaßeffekt ließ sich eine Penetrationssteigerung von *Triamzinolonazetonid* durch Harnstoff feststellen im Gegensatz zu anderen Moisturizern und zu Keratolytika wie Salizylsäure [15].

Andererseits reagierten in einer Vasokonstriktionsprüfung Hautgesunde bei Mehrfachapplikation bioäquivalent auf *Hydrokortison* (1%) mit Harnstoff in einem wasserhaltigen und einem wasserfreien System und deutlich schwächer als auf Betamethason-17-valerat-Creme (0,1%) [86].

Andere Substanzen

Fluorourazil. In biometrisch und autoradiagraphisch ausgewerteten Versuchen am Meerschweinchenohr löste 10% Harnstofflösung besonders als Vorbehandlung eine Penetrationssteigerung bis zu 50% aus; eigenartigerweise zeigte sich bei Verwendung einer mit Milchsäure stabilisierten Harnstoffemulsion (mit Propylenglykol und Cetylalkohol) als Vehikel keine Epidermisverdünnung; entsprechend verhielten sich Serumkonzentration [67] und Urinausscheidung [66].

Dithranol. Ähnlich wie Hydrokortison erfolgte hier im Diffusionsversuch mit einer Membran aus Humanhaut eine Penetrationserhöhung durch Harnstoff, die sich auch in der therapeutischen Effektivität darstellt [81]. Außerdem bewirkte ein Produkt mit 0,1% Dithranol und 17% Harnstoff im Vergleich zu 0,1% Dithranol in Vaseline am Meerschweinchenohr bereits nach 24 Stunden eine anhaltende Proliferationsdämpfung (um ca. 30%) unter geringfügiger Reduktion der Epidermisbreite und der epidermalen Zellgröße und unter Verringerung der DNS-synthetisierenden Epidermiszellen um ca. 70% [72].

Piroxicam. 5% Harnstoff förderte bei Kaninchen die Penetration aus einem Gel (mit 12% Propylenglykol), gemessen im Plasma, und zwar besser als 1% NMP oder 1% Taurin [61].

Epidermisverdünnung

Diesbezügliche Arbeiten stammen fast ausschließlich aus der Hautklinik der Martin-Luther-Universität Halle-Wittenberg und wurden dort am Meerschweinchenohr ausgeführt.

Bereits in Zellkulturen bewirkte Harnstoff eine Erniedrigung des Mitoseindex und eine Wachstumsreduktion der Population [14].

Auch die epidermale Reaktion von Harnstoffpräparaten ist nicht nur konzentrations-, sondern auch stark vehikelabhängig. Betroffen sind sowohl die Zellerneuerung als auch die Zelldifferenzierung. Im wesentlichen laufen sie auf eine Proliferationsdämpfung hinaus, die jedoch nicht zur Atrophie führt; so löste eine mit Milchsäure stabilisierte Creme mit 10% Harnstoff keine, dagegen eine 10% Harnstofflösung eine lang anhaltende Epidermisverdünnung aus [67]. Die DNS-Synthese in der gestrippten Epidermis wurde durch Harnstoff je nach Vehikel bis zu 25% reduziert [71].

Ferner gibt es Untersuchungen, bei denen sich auch bei Langzeiteinwirkungen von 10% Harnstoff in an sich akanthogenen Emulsionsgrundlagen weder eine Akanthose noch eine Epidermisverdünnung feststellen ließen, ferner solche bei denen Harnstoffzubereitungen den Akanthosefaktor erniedrigten, und zwar bei solchen vom W/O-Typ (2,23 → 1,30 bzw. 1,25) und vom O/W-Typ (2,94 → 1,91 bzw. 2,00) [68].

Hingegen stellte Ayres [3] an der Ferkelhaut eine *Epidermisverdickung* unter Anschwellen der Epidermiszellen mit Vakuolenbildung nach Anwendung einer 10% Harnstoffpräparation fest.

Therapie

Kligman u.a. [31, 32] sahen bei trockenen Hautstörungen merkwürdigerweise keine Unterschiede zwischen Grundlagen und 10–30% Harnstoffcremes, ebensowenig wie bei anderen Cremes mit Moisturizern und Humectants (i.e.S) und bezeichnen das NMF-Konzept gar als fiktiv.

Trotzdem haben sich mittlerweile harnstoffhaltige Externa, besonders in Form von Spezialitäten, in der Dermatologie etabliert, sei es als *Monopräparate* z.B. bei juckenden Austrocknungen [2], bei rauher Haut [62], bei trockenen, hyperkeratotischen und juckenden Affektionen – unter Ausschluß entzündlicher Formen –, bei verschiedenen xerotischen Dermatosen u.a. mit Juckreiz [58] oder bei Neurodermitikern unter starker Einsparung von Intensivkortikoiden [33], sei es in *Kombination* etwa mit Tretinoin (0,03%), das allerdings Rötung und Juckreiz hervorrufen kann [88], mit Salizylsäure [28] oder mit Kortikoiden, insbesondere mit 1 oder 0,5% Hydrokortison* (vgl. S. 6, Tabelle 2; [12]), aber auch mit Dexamethason (0,1%) und Tretinoin (0,025%) [35], mit Prednisolon-17-valerat-21-azetat [53] oder mit Halcinonid [46], sei es zur *Intervallbehandlung* bei Ekzemen [27], sei es zur *Vorbehandlung* z.B. vor Dexamethason oder Dithranol [59].

Die einzelnen Eigenschaften des Harnstoffs in Bezug auf die *Dithranol*-Therapie listete Wohlrab ([79] Tabelle 2) auf. Eine große Anzahl von Publikationen bezieht sich auf ein Fertigprodukt, nämlich eine Kombination von Harnstoff (17% an Stärke gebunden) mit Dithranol (0,05, 0,1 bzw. 0,2%) oder auf Dithranol-Magistralrezepte (z.B. [4, 6, 10, 16, 18, 19, 49, 89]). Damit konnten die Abheilungsraten signifikant erhöht werden [57].

Auch in der Kurzzeittherapie der Psoriasis wurden derartige Kombinationen bereits mit Erfolg, d.h. Verkürzung der Therapiedauer und Reduktion der Dithranolkonzentrationen auf etwa die Hälfte, eingesetzt [33].

Insgesamt unterstreicht Wohlrab [83] die Bedeutung der Nutzung des Harnstoffs in Kombination außer in der Verstärkung der therapeutischen Wirkung bei gleicher Wirkstoffkonzentration vor allem im Erreichen gleicher therapeutischer Effektivität bei wesentlich geringeren Wirkstoffmengen und damit in einer Reduzierung der Nebenwirkungen, abgesehen vom ökonomischen Vorteil.

Größere Bedeutung erfuhr in letzter Zeit auch die unblutige schmerzfreie Ablösung der Nägel bei *Onychomykosen*. Sie wird erfolgreich durchgeführt bevorzugt mit 40% Harnstoff entweder in Form von Salben oder Cremes ohne [39, 50, 52, 63] oder mit Zusatz von Antimykotika wie Tolnaftat [30] oder Imidazolen [8, 17, 43, 45].

Bei allen Harnstoffpräparationen, insbesondere Kombinationen mit Arzneistoffen ist sowohl auf die Kompatibilität mit den übrigen Hilfs- und Wirkstoffen, als auch auf die richtige Vehikelwahl zu achten. Die Förderung der Wirkstoffliberation und der -penetration besonders in die oberen Hornschichtlagen durch Harnstoff ist nämlich, wie verschiedentlich nachgewiesen, *stark vehikelabhängig;* so können z.B. Okklusiveffekte der Grundlage die Konzentrations-Zeit-Kurven ganz wesentlich beeinflussen, etwa im Sinne einer verzögerten, aber später gleichmäßigeren Verteilung in allen Hautschichten [69].

Wohlrab [79] warnt zu Recht eindringlich vor der Einarbeitung von Harnstoff in alle möglichen Grundlagen oder von seiner bedenkenlosen Kombination mit anderen Arzneistoffen. Auch ist die *Stabilität* des Harnstoffs selbst und sein Einfluß auf die Stabilität der begleitenden Wirkstoffe wie Prednisolon zu beachten [22, 26, 85]. In diesem Fall kann die pH-Erhöhung beim Harnstoffabbau [42] eine fatale Rolle spielen.

Recht bedenklich erscheint uns auch, daß man bei Magistralrezepturen wasserhaltiger Cremes und Emulsionen auf eine *Konservierung* verzichtet und sich blindlings auf die (osmotisch bedingte und damit stark konzentrationsabhängige) mikrobistatische Potenz des Harnstoffs verläßt und damit einer mikrobiellen Kontamination bei der Präparation und einer sog. Rekontamination durch den Verbraucher Vorschub leistet.

Absorption und Nebenwirkungen

Absorption

Wie erwähnt, hat die Art des Vehikels eine große Bedeutung für die Liberations- und Penetrationskinetik des Harnstoffs [69, 80]; dies hängt nicht

---
* So sind im MIMS (Okt. 1988 p 246) harnstoffhaltige Hydrokortison-Topika als „moderately potent" aufgelistet, also in derselben Klassen wie z.B. Fluozinolonazetonid

nur von seinem Typ ab, sondern auch von seiner detaillierten Zusammensetzung und schließlich auch von seiner Konzentration im Vehikel [77].

Selbstverständlich ist auch der Hautzustand von großer Bedeutung. Im Extrem bewirkt das Entfernen der Hornschicht mit Klebebandabrissen (Stripping) eine Steigerung der Harnstoffabsorption um das 40- bis 70fache [71].

Nebenwirkungen

Es wird immer wieder betont, daß dem (reinen) Harnstoff keine allergene Wirkung zukommt. Treten im Patch-Test akute ekzematische Reaktionen auf, so sind sie lokal-toxisch bedingt, und zwar durch eine Hypertonie [5]. Bei mit Milchsäure stabilisierten Produkten irritiert zudem der niedrige pH-Wert die Haut (Gabard u. Müller, unveröffentlicht).

Ein Versuch mit Nitrazingelb als Modellsubstanz zeigt, daß die tägliche Behandlung des Meerschweinchenohrs mit 50% Harnstofflösung über eine Woche keine Steigerung der Hornschichtpermeabilität gegenüber leicht wasserlöslichen Schadstoffen erkennen läßt [87].

Insgesamt sieht es bei kritischer Betrachtung so aus, daß wir noch am Anfang der rationalen Aufklärung des Harnstoffs mit seinen einmaligen dermopharmakologischen Eigenschaften stehen, daß wir seine therapeutischen Potenzen als Wirkstoff und als „Hilfswirkstoff" bei weitem noch nicht ausnutzen und daß wir dementsprechend mit einer Fortsetzung der Literaturübersichten rechnen müssen.

Literatur

1. Ashton H u.a. (1971) ref. [40]
2. Aulepp H (1981) Die symptomatische Therapie des Juckreizes. Münch Med Wochenschr 123:997–1000
3. Ayres PJW (1978) Pharmaceutical developments in the production of delivery systems for treating ichthyotic conditions. In: Marks R, Rykes PJ (eds) The Ichthyoses. MTP Press, Lancaster, pp 167–176
4. Buckley DB (1978) A double-blind comparison of 0.1% dithranol in a 17% urea base („Psoradrate") and base alone in the treatment of active chronic psoriasis. Curr Med Res Opin 5:489–494
5. Cramers M, Thormann J (1981) Skin reactions to a urea-containing cream. Contact Dermatitis 7:189–191
6. Deichmann B (1983) Dithranol und Harnstoff bei Psoriasis. Therapiewoche 33:4346–4350
7. De Rigal J, Leveque J-L (1985) In vivo measurement of the stratum corneum elasticity. Bioeng Skin 1:13–23
8. Döring HF (1986) Lokale Onychomykosetherapie mit einer neuen Bifonazol-Harnstoffzubereitung. Ärztl Kosmetol 16:441–443
9. Ernst T-M (1980) Zur Wirkungssteigerung des Hydrocortisons unter Harnstoffzusatz. Z Hautkr 55:806–812
10. Ernst T-M (1981) Dithranol-Harnstofftherapie bei Psoriasis vulgaris. Vergleichende Untersuchungen von Dithranol 0,1% + Harnstoff 17% mit Triamcinolonacetonid 0,1% und Phototherapie. Z Hautkr 56:1197–1206
11. Fiedler HP (1968) ref. [40]
12. Fritz A (1983) Investigation of Cortesal, a hydrocortisone cream and its water-retaining cream base in the treatment of xerotic skin and dry eczemas. Curr Ther Res Clin Exp 1983:930–935
13. Gabard B, Möll F (in Vorbereitung)
14. Glinos AD, Bardi GN, Dermitzaki KC, Perez SA, Talieri MJ (1983) Cytokinetic and cytotoxic effects of urea on Hela cells in suspension cultures. J Natl Cancer Inst 71:1211–1219
15. Gloor M, Lindemann J (1980) Über die Wirkung von Keratolytika und Moisturizern auf die Bioverfügbarkeit von Triamzinolonazetonid in der Haut bei topischer Anwendung. Dermatol Monatsschr 166:102–106
16. Guerrier CJW, Porter DI (1983) An open assessment of 0.1% dithranol in a 17% urea base („Psoradrate" 0.1%) in the treatment of psoriasis of children. Curr Med Res Opin 8:446–450
17. Hay RJ, Roberts DT, Doherty VR u.a. (1988) The topical treatment on onychomycosis using a new combined urea/imidazole preparation. Clin Exp Dermatol 13:164–167
18. Hindson C (1980) Treatment of psoriasis of the scalp. An open assessment of 0.1% dithranol in a 17% urea base (Psoradrate). Clin Trials J 17:131–136
19. Holman RM (1982) Non-steroid creams in the treatment of chronic psoriasis in general practice: comparison of a 0.1% dithranol and urea cream with a refined coal tar cream. Curr Med Res Opin 7:649–657
20. Horsch W, Bertram D, Finke I, Wolf B (1984) Zur Freisetzung von Harnstoff aus L/W- und W/L-Emulsionssalben. Pharmazie 39:281
21. Horsch W, Löschburg M (1977) Zur Stabilität von Prednisolon-Harnstoff-Salben. Pharmazie 32:622–623
22. Horsch W, Löschburg M (1981) Zur Stabilität und Stabilisierung von Harnstoff und Prednisolon enthaltenden Emulsionssalben. Pharmazie 36:447–448
23. Horsch W, Mende W, Wolf B, Finke I (1984) Versuche zur Stabilisierung von Harnstoff und Prednisolon in einer L/W-Emulsionssalbe. Pharmazie 39:503–504
24. Horsch W, Wolf B (1985) Harnstoff. Eine Übersicht unter besonderer Berücksichtigung seiner pharmazeutischen Verwendung und Analytik. Pharmazie 40:665–676
25. Horsch W, Wolf B, Ahnhudt U (1984) Einfluß von Harnstoff auf die Freisetzung von Prednisolon aus L/W- und W/L-Emulsionssalben bei reduzierter Arzneistoffkonzentration. Pharmazie 39:431–432
26. Horsch W, Wolf B, Ahnhudt U (1984) Zur Stabilität von Prednisolon in Harnstoff enthaltenden Emulsionssalben vom W/L-Typ. Pharmazie 39:576–577
27. Huber HP (1983) Differenzierte Kortikoidanwendung – Intervall- und Stufentherapie. Swiss Med 5 (9): 37–49
28. Huber HP, Pflugshaupt Ch (1982) Ekzem- und Psoriasis-Therapie. Inform Arzt 3 (14):26–33
29. Inoue T, Tsujii K, Okamoto K, Toda K (1986) Differential scanning calorimetric studies in the melting behaviour of water in stratum corneum. J Invest Dermatol 86:689–693
30. Ishii M, Hamada T (1983) Treatment of Onychomycosis by ODT therapy with 20% urea ointment and 2% tolnaftate ointment. Dermatologica 167:273–279
31. Kligman AM (1978) Regression method for assessing the efficacy of moisturizers. Cosmet Toiletr 93 (April):27–35
32. Kligman AM, Lavker RM, Grove GL, Studemayer TJ (1982) Some aspects of dry skin and its treatment. In: Kligman AM, Leyden JJ (eds) Safety and efficacy of topical drugs and cosmetics. Grune Stratton, New York, pp 221–238
33. Kühn G (1985) Kurzzeittherapie der Psoriasis mit Dithranol und Harnstoff. Dermatol Monatsschr 171:599–601
34. Landes E, Wolf A (1983) Drei-Phasen-Therapie. Ein Beitrag zur Behandlung der Neurodermitis atopica (Endogenes Ekzem). Z Hautkr 59:157–159
35. Lassus A, Lauharanta J, Kanerva L, Juvakoski (1985) Behandlung der Kopfhautpsoriasis. Ein neues Dexamethason-Präparat im Doppelblindversuch mit Hydrocortison-17-butyrat. Schweiz Rundsch Med Prax 74:382–383

36. Löschburg M, Horsch W (1978) Beurteilung einer Prednisolon-Harnstoffsalbe aus pharmazeutischer Sicht. In: Permeation und Haut. Wiss. Beitr. der MLU 25 (R39). Halle, pp 54–59
37. Marion-Landais G, Krum RJ (1979) Specialized vehicles to augment percutaneous penetration of topical steroids. Curr Ther Res 25:56–66
38. Martini MC, Bobin MF, Cotte J (1985) Mise en évidence in vivo du pouvoir hydratant d'émulsions contenant l'associacion urée-acide lactique. J Med Esth Chir Dermatol 12:267–271
39. Meinhof W, Meyer-Rohn (1983) Nagelmykosen und ihre Therapie. Akt Dermatol 9:60–61
40. Müller KH, Pflugshaupt Ch (1979) Review – Harnstoff in der Dermatologie – Literaturübersicht. Zentralb Haut Geschlechtskr 142:157–168, s. auch S. 1 in diesem Heft.
41. Murphy LJ (1978) Moisturization: A systematic approach. Cosmet Toiletr 93:31–33
42. Niedner R (1988) Gibt es etwas Neues über die Glukokortikoidtherapie in der Dermatologie oder Medizin? Zentralb Haut Geschlechtskr 154:580
43. Nolting S (1984) Non-traumatic removal of the nail and simultaneous treatment of onychomycosis. Dermatologica [Suppl 1] 169:117–120
44. Nook Th (1987) In vivo measurement of the keratolytic effect of salicylic acid in three ointment formulations. Br J Dermatol 117:243–245
45. Pennacchia V, Lo Presti M, Mazza A, Esposito G (1986) Trattamento delle onicomicosi con la tecnica dell'avulsione chimica dell'unghia. Ann Ital Dermatol Clin Sper 40:289–293
46. Pflugshaupt Ch (1983) Feldstudie – Erfahrungen mit zwei neuen Urea-Kortikoidpräparaten für die Intensivtherapie entzündlicher Dermatosen. Schweiz Rundsch Med Prax 72:128–133
47. Post H (1983) Hautoberflächenprofil und Hornschichtfeuchtigkeit. Inaug. Diss. Med. Gesamtfakultät Univ. Heidelberg
48. Prall JK, Theiler RF, Bowser PA, Walsh M (1986) The effectiveness of cosmetic products in alleviating a range skin dryness conditions as determined by clinical and instrumental techniques. Int J Cosmet Sci 8:159–174
49. Przybilla B, Kaudewitz P (1988) Ambulante äußerliche Behandlung der Psoriasis vulgaris: Vergleich der Wirksamkeit einer Dithranol- und einer Glukokortisteroid-haltigen Zubereitung. Z Hautkr 63:60–62
50. Ramesh V, Reddy BSN, Singh R (1983) Onychomycosis. Int J Dermatol 22:148–152
51. Rietschel RL (1979) A skin moisturiation assay. J Soc Cosmet Chem 30:369–373
52. Rollman O (1982) Treatment of onychomycosis by partial nail avulsion and topical miconazol. Dermatologica 165:54–61
53. Saito Y (1985) A clinical trial of atopic dermatitis by using both prednisolon 17-valerate 21-acetate ointment and urea ointment. Skin Res 27:110–114
54. Schrader K (1981) Untersuchungen wasser-retinierender Kosmetika auf der Haut. Parfüm Kosmet 62:265–272
55. Tagami H, Iwase Y, Yoshikuni K, Inoue K, Yamada M (1983) Water sorption-desorption test of the stratum corneum of the skin surface in vivo. In: Marks R, Plewig G (eds) Stratum corneum. Springer, Berlin Heidelberg New York, pp 248–251
56. Tagami H, Masatoshi O, Iwatsuki K, Kanamaru Y, Yamada M, Ichijo B (1980) Evaluation of the skin surface hydration in vivo by electric measurement. J Invest Dermatol 75:500–507
57. Taube K-M, Hartmann C, Wohlrab W, Fiedler H (1987) Zum Einfluß von Harnstoff auf die stationäre Verweildauer von Patienten mit Psoriasis vulgaris bei Dithranolbehandlung. Akt Dermatol 13:191–193
58. Taube K-M, Wohlrab W, Münzberger H, Heller G, Heidelbach U, Goetzki H, Hums R, Nekwasil J, Wienrich I (1987) Erste Erfahrungen mit dem harnstoffhaltigen Basisdermatikum Elacutan. Dermatol Monatsschr 173:242–248
59. Taube K-M, Zaumseil R-P, Wohlrab W, Reiss C-J (1981) Untersuchungen zur topischen Behandlung unter Harnstoffeinfluß. Dermatol Monatsschr 167:85–90
60. Tronnier H (1981) Der Hydratationszustand der Haut. J Soc Cosmet Chem 32:175–192
61. Tsai Y-H, Hsu L-R, Naito S-I (1985) Percutaneous absorption of piroxicam from ointment bases in rabbits. Int J Pharmaceut 24:61–78
62. Weber G, Schrader K (1987) A new substance to reduce roughness of human skin. Acta Derm Venereol (Stockh) [Suppl] 67:107–109
63. White MI, Clayton YM (1982) Treatment of fungus and yeast infections of nails by the method of „chemical removal". Clin Exp Dermatol 7:272–276
64. Wienert V, Keilhauer A (1981) Der Einfluß von Harnstoff auf den Hydratationsgrad des Stratum corneum der menschlichen Haut. Akt Dermatol 7:20–21
65. Williamson DM (1987) Comparison of a modified hydrocortisone/urea cream and betamethasone valerate cream in the treatment of dry eczema. J Int Med Res 15:99–105
66. Wohlrab W (1979) Der Einfluß von Harnstoff auf perkutane Permeationsmechanismen. Dermatologica 159:441–450
67. Wohlrab W (1979) Epidermale Reaktionen nach Harnstoffeinwirkung und ihre Bedeutung für die externe Therapie. Wiss Z Univ Halle 28 (2):15–19
68. Wohlrab W (1981) Wirkung von harnstoffhaltigen Salben auf die Epidermis. Dermatol Monatsschr 167:551–557
69. Wohlrab W (1984) Vehikelabhängigkeit der Harnstoffpenetration in die menschliche Haut. Dermatologica 169:53–59
70. Wohlrab W (1984) The influence of urea on the penetration kinetics of topically applied corticosteroids. Acta Derm Venereol (Stockh) 64:233–238
71. Wohlrab W (1984) Penetrationskinetik und Wirksamkeit von Harnstoff in menschlicher Haut nach Entfernung der Hornschicht. Dermatol Monatsschr 170:743–749
72. Wohlrab W (1985) Wirkung von Dithranol auf die epidermale Proliferation unter Harnstoffeinfluß. Dermatol Monatsschr 171:85–90
73. Wohlrab W (1986) Harnstoff und Haut. Schweiz Rundsch Med Prax 75:201–204
74. Wohlrab W (1986) Einfluß von Harnstoff auf die Penetration von Prednisolon in die menschliche Haut. Dermatol Monatsschr 172:523–527
75. Wohlrab W (1986) Wiederfindungsrate von extern angewandten Glukokortikoiden auf der Hautoberfläche. Dermatol Monatsschr 172:615–619
76. Wohlrab W (1986) Harnstoffeinfluß auf die Penetrationskinetik von Prednisolon in die menschliche Haut und seine mögliche therapeutische Anwendung. Dermatol Monatsschr 172:683
77. Wohlrab W (1988) Welche Harnstoffkonzentration ist für die externe Therapie notwendig? Dermatol Monatsschr 174:94–98
78. Wohlrab W (1988) Der Einfluß von Harnstoff auf die Wasserbindekapazität der menschlichen Hornschicht. Dermatol Monatsschr 174:622–627
79. Wohlrab W (1988) Zur Verwendung von Harnstoff in der Dermatologie. Dtsch Dermatol 36:528–537
80. Wohlrab W, Hassler N (1981) Penetrationskinetik von Harnstoff in die menschliche Haut. Dermatol Monatsschr 167:277–283
81. Wohlrab W, Taube K-M (1985) Die Bedeutung von Harnstoff für die Optimierung externer Therapie. Zentralbl Haut Geschlechtskr 150:660
82. Wohlrab W, Taube K-M, Wozniak K-D (1987) Experimentelle Ergebnisse zur Optimierung der externen Prednisolontherapie. Pharmazie 42:400–402
83. Wohlrab W, Wozniak K-D, Taube K-M (1984) Über die Pharmakokinetik externer Dermatica. Pharmazie 39:614–615
84. Wohlrab W, Zaumseil R-P (1982) Epidermale Reaktionen auf Hydrokortison in unterschiedlichen Salbengrundlagen. Dermatol Monatsschr 169:236–242

85. Wolf B, Horsch W (1987) Beeinflussung der Stabilität von Prednisolon durch Harnstoff in Salben. Dermatol Monatsschr 173:131–134
86. Woodford R, Barry BW (1984) Alphaderm cream (1% hydrocortisone plus 10% urea): investigation of vasoconstrictor activity, bioavailability and application regimes in human volunteers. Curr Ther Res 35:759–767
87. Wozniak K-D, Wohlrab W (1978) Zum Einfluß von Harnstoff auf die Hornschicht. Dermatol Monatsschr 164:344–346
88. Würsch TG (1980) Topische Behandlung von vulgären Ichthyosen mit Carbamid und Vitamin-A-Säure-haltigen Externa. Schweiz Rundsch Med Prax 69:1060–1063
89. Young MM (1982) Treatment of chronic plaque psoriasis with dithranol and urea creams: a double blind study. Pharmatherapeutica 3:86–93

Dr. K. H. Müller
Dr. Ch. Pflugshaupt
Spirig AG
Postfach
CH-4622 Egerkingen

Wirkungsqualitäten von Harnstoff

Biochemie, Pharmakologie und Toxikologie von Harnstoff

W. Raab

Zusammenfassung

In der modernen Dermatologie spielt Harnstoff eine zweifache Rolle:
- Harnstoff kann als äußerlich wirksames Pharmazeutikum eingesetzt werden und wirkt hydratisierend, keratolytisch, schuppenlösend, juckreizstillend und antimikrobiell, um nur die wichtigsten Eigenschaften anzuführen.
- Harnstoff ergänzt und steigert die Wirksamkeit von Glukokortikoiden, Anthralin und Tretinoin. Die Bedeutung der Glukokortikoid-Harnstoff-Kombinationen sei besonders betont.

Summary

In modern dermatology urea has two areas of application:
- Applied topically urea is a pharmacologically active substance. It is moisturizing, keratolytic (in high concentrations only), desquamating, antipruritic, and antimicrobial.
- Urea supplements and increases the effectivity of glucocorticoids, anthralin (dithranol) and tretinion. Urea-glucocorticoid combinations deserve special attention.

Einleitung

Harnstoff, das Diamid der Kohlensäure, auch als Urea oder Carbamid bezeichnet, ist beim Säugetier eines der wichtigsten Endprodukte des Eiweißstoffwechsels. Im Harnstoffzyklus wird unter der Einwirkung des Enzyms Arginase Arginin zu Ornithin und Harnstoff hydrolytisch gespalten. Beim Menschen beträgt die tägliche Harnstoffausscheidung 25 bis 30 g. Harnstoff ist in praktisch allen Körperflüssigkeiten enthalten. Im Harn finden sich 2%, im Schweiß bis zu 0,4%, im Serum 0,03% und im Speichel 0,01%.

Die Entdeckung des Harnstoffs als Bestandteil des menschlichen Urins geht auf Jean Rouelle, einen französischen Arzt und Apotheker zurück, der im Jahre 1773 über die „Identification d'une substance savoneuse dans l'urine" berichtete. Die Reindarstellung erfolgte im Jahre 1779 durch Fourcroy und Vanquelin. Großes Aufsehen erregte 1828 die Arbeit des Arztes Friedrich Wöhler „Über die künstliche Bildung des Harnstoffs". Ausgangsmaterialien für die Synthese waren Bleicyanat, Wasser und Ammoniak, also alles anorganische Stoffe. Damit war das Axiom des Vitalismus nicht mehr haltbar, das da besagte, daß biologische Stoffe nur von Tier oder Pflanze synthetisiert werden können, daß also zu ihrer Synthese die „Vis vitalis" notwendig sei. Noch jahrzehntelang wurde diskutiert, ob Wöhler tatsächlich eine Synthese des Harnstoffs vorgenommen habe oder ob nicht vielmehr nur eine Isomerisierung vorläge.

Auch in der Epidermis des Menschen findet sich Harnstoff. Der Gehalt wird mit 1,42 g pro 100 g Trockengewebe angegeben. In der Hornschicht gehört Harnstoff zu den wichtigen Feuchthaltefaktoren (Natural Moisturizers; Tabelle 1). In Altershaut und bei Psoriasis vulgaris ist der Harnstoffgehalt des Wasserlöslichen von Hornschichtgeschabseln erniedrigt, bei Neurodermitis sogar stark erniedrigt (Tabelle 2). In den Läsionen bei Psoriasis vulgaris und bei Neurodermitis ist das Harnstoffdefizit deutlicher als in den nicht erkrankten Hautarealen dieser Patienten [7, 20, 21].

Tabelle 1. Die natürlichen Feuchthaltefaktoren der menschlichen Haut

1. Freie Karbonsäuren (davon 12% Pyrrolidonkarbonsäure)	52%
2. Diverse Anionen (Laktat, Zitrat, Formiat, Chlorid, Phosphat)	12%
3. Diverse Kationen (Natrium, Kalium, Kalzium, Magnesium)	12%
4. Ammoniak, Urate, Glukosamin	17%
5. Harnstoff (aus dem Schweiß, aus dem Argininabbau bei der Keratinisierung)	7%

Tabelle 2. Harnstoffgehalt des Wasserlöslichen von Hornhautgeschabseln [7]

	Mol pro 100 Mol Aminosäuren
Hautgesunde	40
Klinisch gesunde Neurodermitikerhaut	26
Erkrankte Neurodermitikerhaut	6

Systemische Anwendung von Harnstoff

Harnstoff wurde früher als Diuretikum und als Mittel zur Senkung von Augeninnendruck bzw.

Hirndruck eingesetzt. Zur Anregung der Diurese verabreichte man orale Dosen von 2 bis 15 g: Harnstoff wird durch glomeruläre Filtration ausgeschieden und nimmt Lösungswasser mit. Zur Senkung des Augeninnendrucks, zur Senkung des Hirndrucks und auch zur Migränebehandlung gab man Infusionen mit 1 g Harnstoff pro Kilogramm Körpergewicht pro Tag [3]. Auch als Antidot bei bestimmten Vergiftungen wurde vereinzelt Harnstoff empfohlen. Injektionen von Harnstoff ins Fruchtwasser dienten zur Auslösung eines Abortus.

Heute besitzt Harnstoff als systemisch verabreichtes Pharmakon keine Bedeutung mehr. Die große Zahl der modernen Diuretika verdrängte den weniger gut wirksamen Harnstoff und zur Senkung von Augeninnendruck oder Hirndruck werden heute Sorbitol- oder Mannitolinfusionen bevorzugt, da sich der unter Harnstoffbehandlung regelmäßig einstellende Rebound-Effekt durch Gabe dieser Kohlenhydrate vermieden werden konnte. Harnstoff wird heute praktisch ausschließlich als Externum eingesetzt.

Die pharmakologischen Eigenschaften von Harnstoff bei äußerlicher Anwendung

Bei Anwendung auf der äußeren Haut des Menschen weist Harnstoff folgende pharmakologischen Eigenschaften auf:
- wasserbindend,
- keratolytisch und keratoplastisch, je nach Konzentration,
- penetrationsverbessernd,
- proliferationsreduzierend bzgl. der Basalzellen,
- antimikrobiell,
- juckreizstillend (nach Injektion von Proteasen) und
- puffernd (Regulation des Hydrolipidmantels)

An therapeutisch nutzbaren Effekten ergeben sich aus diesen Eigenschaften des Harnstoffs:
- Hydratisierung der Hornschicht,
- Auflösung erkrankter Nägel (Keratolyse),
- Schuppenlösung (keratoplastischer Effekt),
- Reduzierung überschießender Zellteilungen,
- Juckreizstillung,
- Hilfsstoffwirkungen wie Einsparung von Konservierungsmitteln durch den antimikrobiellen Effekt oder bessere Ausnützung anderer, gleichzeitig eingearbeiteter Pharmaka durch die Penetrationsförderung oder durch physikalisch-chemische Effekte.

Die Harnstoff-Keratolyse tritt erst bei hohen Konzentrationen (um 40%) hervor. Dieser proteolytische Effekt besteht in einer Aufspaltung von Wasserstoffbrücken. 40%ige Harnstoff-Präparationen eignen sich zur Auflösung erkrankter Nagelplatten, zum Beispiel bei Onychomykosen. Harnstoffkonzentrationen um 5 bis 10%, wie in den meisten Externa vorhanden, lockern den Zellkitt im Stratum corneum und bewirken dadurch eine Schuppenlösung (keratoplastischer Effekt).

Die hydratisierende Wirkung des Harnstoffs beruht auf seiner Wasserbindung. Wassermoleküle werden in den Kristallgittern des Harnstoffs eingeschlossen bzw. werden in Lösungen festgehalten (Dipol-Dipol-Affinität). Die beste hydratisierende Wirkung zeigen 10% Harnstoff in einer W/O-Emulsion [17]. Die Hydration setzt zwar bei Anwendung von O/W-Emulsionen rascher ein, hält jedoch nicht so lange vor [14].

Bei Aufbringung auf die äußere Haut wird Harnstoff resorbiert. Innerhalb von 5 Tagen erscheinen etwa 6% im Harn [3]. Das Ausmaß der Resorption ist abhängig vom eingesetzten Vehikel [14].

Bei Besprechung der systemischen Wirkung von Harnstoff war bereits auf den diuretischen Effekt hingewiesen worden. Es scheint nun durchaus vorstellbar, daß penetrierender Harnstoff eine entwässernde Wirkung im Hautbindegewebe entfaltet. So ließe sich der Effekt von Harnstoff bei Stauungspapillomatose erklären.

Harnstoff wird in der modernen Dermatologie nicht nur als Wirkstoff eingesetzt, sondern vermag auch die Effektivität anderer, gleichzeitig angebotener Pharmaka zu steigern. Dies beruht auf zwei Komponenten:

- Steigerung der Freisetzung des zweiten Wirkstoffes aus dem Vehikel durch Beeinflussung der Löslichkeit oder durch Veränderung der Kristallstruktur. Dies erwies sich besonders bei den Harnstoff-Glukokortikoid-Kombinationen als wichtig (siehe später). Die perkutane Penetration von Glukokortikoiden hängt von der Konzentration des Steroids im Vehikel ab, von der Löslichkeit des Steroids und von dessen Verteilungskoeffizienten; Harnstoff nimmt hier wesentlichen Einfluß [9]. Im Tierexperiment (Kaninchen) ergab sich auch bei nicht steroidalen Antiphlogistika (Phenylbutazon) eine wesentliche Verbesserung der Penetration, wenn dem Vehikel 1% Harnstoff zugegeben wurde [19].
- Verbesserung der Penetration als Folge der gesteigerten Hydratation, der Schuppenablösung und der Epidermisverdünnung.

Harnstoffkombinationen

Harnstoff wird in dermatologischen Externa mit drei Arten von Wirkstoffen kombiniert:
- mit Glukokortikoiden,
- mit Anthralin (Dithranol) und
- mit all-trans-Retinsäure (Tretinoin, „Vitamin-A-Säure").

Der Harnstoffzusatz zu Glukokortikoid-Externa fördert die klinische Wirksamkeit des Steroids, ohne aber die unerwünschten Effekte zu steigern [2, 5, 13]. Neben der Penetrationsverbesserung wird als wichtigster Zusatznutzen die Hydratisierung herausgestellt, insbesondere bei der Psoriasis vulgaris und bei der Neurodermitis (siehe oben). Auf den antimikrobiellen Effekt sei in Zusammenhang mit der Glukokortikoidanwendung besonders hingewiesen. 1%ige Hydrokortison-Präparationen erreichen durch Zugabe von 10% Harnstoff die Wirksamkeit von 0,025%igem Triamcinolon [2]. Bei der Langzeitanwendung sind solche Kombinationen als echte, gefahrlose Alternativen zur Verordnung hochpotenter Steroide anzusehen [11]. Auch bei den Harnstoff-Glukokortikoid-Kombinationen ist die Auswahl des Vehikels von großer Bedeutung; im Tierversuch ließen sich hier Unterschiede von 300% nachweisen [1]; in diesem Modell erfährt die Hydrokortison-Penetration durch den Harnstoffzusatz eine Steigerung auf das 8–10fache des Wertes ohne Harnstoff.

Als Indikationen für die kombinierte Harnstoff-Glukokortikoid-Behandlung sind anzuführen:
- Läsionen auf trockener Haut (chronische und subakute Ekzeme, insbesondere Neurodermitis),
- Läsionen mit starker Schuppenbildung (Psoriasis vulgaris) und
- Läsionen mit schlechter Glukokortikoid-Penetration wie z.B. inveterierte Plaques mit massiver Akanthose und Hyperkeratose.

Als Argument *für* den Harnstoffzusatz zu Glukokortikoid-Präparationen sind die Hydratation, die Entschuppung, die verbesserte Steroidpenetration und die antimikrobielle Wirkung anzuführen. Als Argument *gegen* den Harnstoffzusatz zu Glukokortikoid-Präparationen steht nur die schlechtere Verträglichkeit solcher Externa auf akuten Läsionen (siehe später).

Bei Psoriasis vulgaris verbessert der Harnstoffzusatz zu Anthralin-Präparationen die Wirksamkeit; auch bei der Kurzzeitbehandlung („Minutentherapie") der Schuppenflechte lassen sich mit Harnstoff-Anthralin-Kombinationen beste Ergebnisse erzielen [4, 8, 15, 18]. In diesen Präparationen beträgt die Harnstoffkonzentration 17%, die Anthralinkonzentration 0,1 oder 0,2%; die Auswahl erfolgt nach den speziellen Gegebenheiten (Verträglichkeit, Vorbehandlung usw.).

Harnstoff-Tretinoin-Kombinationen werden zur äußerlichen Behandlung angeborener Verhornungsstörungen (Ichthyosen) eingesetzt. Hier werden 12% Harnstoff mit 0,003% Tretinoin kombiniert [10]. Auch bei anderen, nicht entzündlichen Keratosen lassen sich derartige Präparationen erfolgreich anwenden.

Toxikologie

Harnstoff, ein Produkt des normalen Eiweißstoffwechsels beim Säugetier, ist völlig atoxisch [12]. Systemische Gaben hoher Dosen (15 g/d oral, 1 g/d/kg Körpergewicht i.v.) werden ohne Zeichen einer toxischen Wirkung vertragen. Auf die Haut aufgebrachter Harnstoff wird zu einem geringen Teil resorbiert und mit dem Harn ausgeschieden.

Die Verträglichkeit von Harnstoff auf der äußeren Haut ist sehr gut. Auf gesunder, nicht entzündlich veränderter Haut werden Harnstoffkonzentrationen bis zu 20% in der Regel reaktionslos vertragen. Auf leicht entzündlich veränderten Läsionen sollte eine Harnstoffkonzentration von 10% besser nicht überschritten werden. Auf akut entzündlich veränderter Haut darf höchstens 5% Harnstoff angewendet werden. Bei Einsatz 40%iger Präparationen zur Onycholyse soll die umgebende Haut abgedeckt werden, z.B. mit Zinkpaste.

Eine sensibilisierende Wirkung von Harnstoff läßt sich ausschließen, ebenso eine photodynamische.

Zwar reduziert Harnstoff über einen antiakanthogenen Effekt die krankhaft gesteigerte Proliferation im Rete Malpighi, aber auf normaler Epidermis läßt sich durch Harnstoffzusatz keinerlei atrophisierender Effekt erzielen.

Indikationen von Harnstoff in der dermatologischen Therapie

Die moderne Dermatotherapie verwendet Harnstoff als Monotherapeutikum und als Zusatzstoff zu anderen Pharmaka (siehe auch [12, 16]). Ferner spielt Harnstoff eine wichtige Rolle in der Rehabilitationsphase und in der Prophylaxe bestimmter Dermatosen.

Als *Monotherapeutikum* wird Harnstoff bei Ekzemen auf trockener Haut, bei schuppenden Läsionen, bei Hyperkeratosen und bei vielen chronischen Dermatosen eingesetzt. Als *Zusatzstoff* und Wirkstoff dient Harnstoff bei verschiedenen Ekzemen, bei der Schuppenflechte und bei Verhornungsstörungen. Harnstoff ergänzt und verbessert hier die Wirksamkeit von Glukokortikoiden, von Anthralin und von Tretinoin.

Bei Neurodermitis, bei Schuppenflechte und bei Verhornungsstörungen wird die regelmäßige Anwendung harnstoffhaltiger Externa zur Rehabilitation der Haut und zur Prophylaxe von Hautläsionen empfohlen. Beim trocken-fettarmen Hautzustand, in klassischer Weise bei der Altershaut, ist Harnstoff als wichtiges Prophylaktikum und als wichtiger Pflegestoff anzusprechen.

Literatur

1. Ayres PJW, Hooper G (1978) Assessment of the skin penetration properties of different carrier vehicles for topically applied cortisol. Br J Dermatol 99:307–317
2. Ernst T-M (1980) Zur Wirkungssteigerung des Hydrocortisons unter Harnstoffzusatz. Z Hautkr 55:806–812
3. Horsch W, Wolf B (1985) Harnstoff. Eine Übersicht unter besonderer Berücksichtigung seiner pharmazeutischen Verwendung und Analytik. Pharmazie 40:665–676
4. Kühn G, Eisfeld S (1986) Kombinierte Dithranol-Harnstoff-Kurzzeittherapie der Psoriasis vulgaris. Z Klin Med 41:599–602
5. Lubach D, Hinz E (1986) Untersuchungen über Entstehung und Rückbildung der dermalen Kortikosteroid-Atrophie. 1. und 2. Mitteilung. Dermatosen 34:146–149, 174–178
6. Müller KH, Pflugshaupt Ch (1979) Harnstoff in der Dermatologie. Literaturübersicht. Zentralbl Haut Geschlechtskr 142:157–168
7. Pflugshaupt Ch (1983) Feldstudie. Erfahrungen mit zwei neuen Urea-Kortikoidpräparaten für die Intensivtherapie entzündlicher Dermatosen. Schweiz Rundsch Med Prax 72:128–133
8. Raab W (1983) Pharmakologie und Wirkungsmechanismus von Anthralin. Ärztl Kosmetologie 13:329–332
9. Raab W (1983) Glukokortikoidkombinationen zur lokalen Anwendung. Swiss Med 5:45–49
10. Schnyder U (1986) Die hereditären Ichthyosen. Schweiz Rundsch Med Prax 75:193–200
11. Schröder W (1983) Harnstoff und seine therapeutischen Einsatzmöglichkeiten. Fortschr Med 101:491–493
12. Stüttgen G (1984) Die Rolle des Harnstoffs in der Dermatologie. Schwerpunktmedizin, Heft 5:1–12
13. Williamson DM (1987) Comparison of a modified hydrocortisone/urea cream and betamethasone valerate cream in the treatment of dry eczema. J Int Med Res 15:99–105
14. Wohlrab W (1984) Vehikelabhängigkeit der Harnstoffpenetration in die menschliche Haut. Dermatologica 169:53–59
15. Wohlrab W (1985) Wirkung von Dithranol auf die epidermale Proliferation unter Harnstoffeinfluß. Dermatol Monatsschr 171:85–90
16. Wohlrab W (1988) Zur Verwendung von Harnstoff in der Dermatologie. Dtsch Dermatol 36:528–537
17. Wohlrab W (1988) Welche Harnstoffkonzentration ist für die externe Therapie notwendig? Dermatol Monatsschr 174:94–98
18. Taube K-M, Fiedler H, Wohlrab W, Wozniak K-D (1985) Untersuchungen zur Kurzzeitbehandlung der Psoriasis vulgaris mit Dithranol unter Harnstoffzusatz. Dermatol Monatsschr 171:650–653
19. Yi-hung, Tsai, Shun-ichi, Naito (1985) Percutaneous absorption of phenylbutazone from ointment bases in rabbits. Int J Pharmaceutics 23:315–331
20. Jacobi O (1971) Die Inhaltsstoffe des normalen Stratum corneum und Callus menschlicher Haut. III. Milchsäure, Kreatin, Kreatinin, Harnstoff und Cholin. Arch Dermatol Forsch 240:107–118
21. Schwartz E (1977) Neurodermitis und Hornschicht. Z Haut 52 [Suppl 2]:59–64
22. Schwarz E (1966) Freie Aminosäuren und Harnstoff in psoriatischen und normalen, epidermalen Verhornungsprodukten. Arch Klin Exp Dermatol 225:299–305

Prof. Dr. W. Raab
Allergieambulatorium
Walfischgasse 3
A-1010 Wien

Penetrationsförderung lokal applizierter Wirkstoffe durch Harnstoff

G. Stüttgen

Zusammenfassung

Aus all diesen Untersuchungen ist wohl der Trend abzulesen, daß Harnstoff Keratinmaterial sowohl in der physikalischen als auch in der chemischen Charakteristik so verändert, daß eine Permeation der verwandten Monosubstanzen durch harnstoffverändertes Keratin andere Voraussetzungen für eine Permeationskinetik geschaffen werden, die sich in erhöhter Permeationsfähigkeit bei Steroiden, Dithranol u.a. niederschlägt. Die Regulation der Permeationskinetik durch die Hornschicht ist wie bei anderen Substanzen auch für die Permeation von Harnstoff gültig. Mit der Penetration von Harnstoff in und durch die Hornschichtlagen kann auch eine Veränderung der Bindungskapazität in der Hornschicht (Reservoirkapazität) erreicht werden, welches die Penetrationsvorgänge, wie z.B. für Oxiconaol verlangsamt und damit die Verweildauer der angebotenen Substanzen erhöht. Keineswegs kann Harnstoff immer als ein Stimulator der Permeation bezeichnet werden.

Summary

These studies indicate that urea alters the physical and chemical properties of keratin so that permeation of monosubstances in urea-altered keratin is increased. The permeation kinetics of keratin can be influenced by splitting and/or altering the surface structure of keratin, which enhances the permeation of steroids, dithranol, and other substances. The regulation of permeation kinetics in the horny layer also applies to urea. The permeation of urea in and through the horny layer can lead to an alteration in the binding capacity within this layer (reservoir capacity). Thus, the penetration of substances such as oxiconazol through the horny layer can be decreased and their retention time increased. Nevertheless, urea is not always the stimulator of permeation processes.

Einleitung

Die Frage der Beeinflussung der externen Harnstoffapplikation in der Dermatologie im Hinblick auf Penetration und Permeation des Harnstoffs selbst und zugegebener Substanzen, beschäftigt uns seit über 10 Jahren. Die bekannten chemischen Beeinflussungen der Keratinstruktur bzw. der Hornlamellen durch Harnstoff, bei der es in Abhängigkeit von der Konzentration, von der völligen Auflösung der Hornschicht bis zur Hydratation und Veränderung des Wassermantels der Keratinproteine kommt, hat schon frühzeitig in der Dermatologie, insbesondere in der Kosmetik ihren Niederschlag gefunden.

Im Hinblick auf den Unterschied zwischen Kosmetik und Dermatologie ist hervorzuheben, daß z.B. in der Schweiz der Einsatz einer 2%igen Harnstoffzubereitung auf diese Konzentration begrenzt ist, während höhere Konzentrationen dem dermatologischen Sektor zugeordnet werden.

Methodik

Unsere Untersuchungen haben sich besonders *auf die Penetrationskinetik von Harnstoff allein, bzw. in Kombination mit Dithranol, Corticosteroiden und Antimykotica in die normale und die geschädigte Hautabhängigkeit von Zeit und Konzentration* erstreckt. Die Untersuchungen der Permeation von Harnstoff und zugegebener Substanzen wurden mit tritiummarkierten Verbindungen vorgenommen, deren Stabilität überprüft war. Für die Untersuchungstechnik wurde die Permeationskammermethode verwandt, die sowohl für die menschliche Haut als auch für menschliche Nägel gebraucht wurde.

Die Permeationskammermethode erlaubt durch Simulation des Abtransportes nach erfolgter Durchdringung der verschiedenen Hautschichten, Daten für die Resorption und systemische Verteilung zu erhalten. Die jeweiligen Hautschichten wurden mittels horizontaler Dünnschnitte für die Aktivitätsbestimmung im Szintillationszähler vorbereitet. Ein computergesteuertes Programm erlaubt die Wiedergabe der Permeationsdaten in verschiedener Form.

Ergebnisse

Harnstoff

Für unsere Untersuchungen lag eine Harnstoffzubereitung vor, die Harnstoff einmal 10- und zum anderen einmal 17%ig enthielt. Beide Präparate ließen nach Auftragung eine optische Destruktion der Hornschicht bzw. klinische Hinweise für eine Hautirritation vermissen. Im Hinblick auf die Penetrationskinetik, z.B. von 10% Harnstoff aus der Grundlage des Basodexans, sind folgende Ergebnisse im Hinblick auf Zeit und Penetrationstiefe zu erzielen (Abb. 1, Tabelle 1).

In Abhängigkeit von der Applikationszeit reichert sich der Harnstoff in der Haut an. Nach einer Reduktion der Schichtdicke und Irritation der Hornschicht durch Tesafilmabrisse nimmt in fast allen Schichten der Haut die Konzentration an Harnstoff um eine Zehnerpotenz zu. Insbesondere ist nach der Tesafilmabrißtechnik im Bereiche des subkutanen Fettes etwa 5% der applizierten Harnstoffkonzentration wiederzufinden (Abb. 1). Setzen wir als Permeationsuntersuchungsobjekt den menschlichen Nagel ein, so ist festzuhalten, daß in Abhängigkeit von der Zeit, auch in der Tiefe der Nagelschichten Harnstoffkonzentrationen gefunden werden, die noch um 50 µg bei einer 1000-min-Applikation betragen (Tabelle 2). Es ist aber festzuhalten, daß die Reservoirkapazität der Hornschicht, der Haut und des Nagelkeratins in Abhängigkeit von der Expositionszeit ihre Grenzen hat und nach 1000 min Expositionszeit beginnt, sich zu verringern. Die Daten schlagen sich in der Anreicherung im Kammerwasser der Permeationskammer nieder.

Tabelle 1. Penetration von Harnstoff (10%) in die menschlichen Nagelschichten (vier verschiedene Nägel). Applizierte Menge 10 mg Creme/cm² (1 mg)

Expositionszeit Minuten	1–300 µm	300–700 µm	700–1200 µm
Nagel 1 – 360	30,72%	3,54%	1,01%
Nagel 2 – 360	50,41%	3,55%	1,01%
Nagel 3 – 1000	24,35%	30,91%	5,49%
Nagel 4 – 1000	30,04%	30,17%	4,56%

Wird eine Harnstoffpräparation mit weiteren Substanzen zusätzlich versetzt, die aus dem Externum freigesetzt und der Haut für die Permeation zur Verfügung gestellt werden, ist sowohl die Permeation von Harnstoff als auch die Permeation der zugegebenen Substanz mit besonderen pharmakologischen Eigenschaften besonders zu untersuchen. Dies betrifft die Frage, ob zwischen Harnstoff und der zusätzlichen Substanz

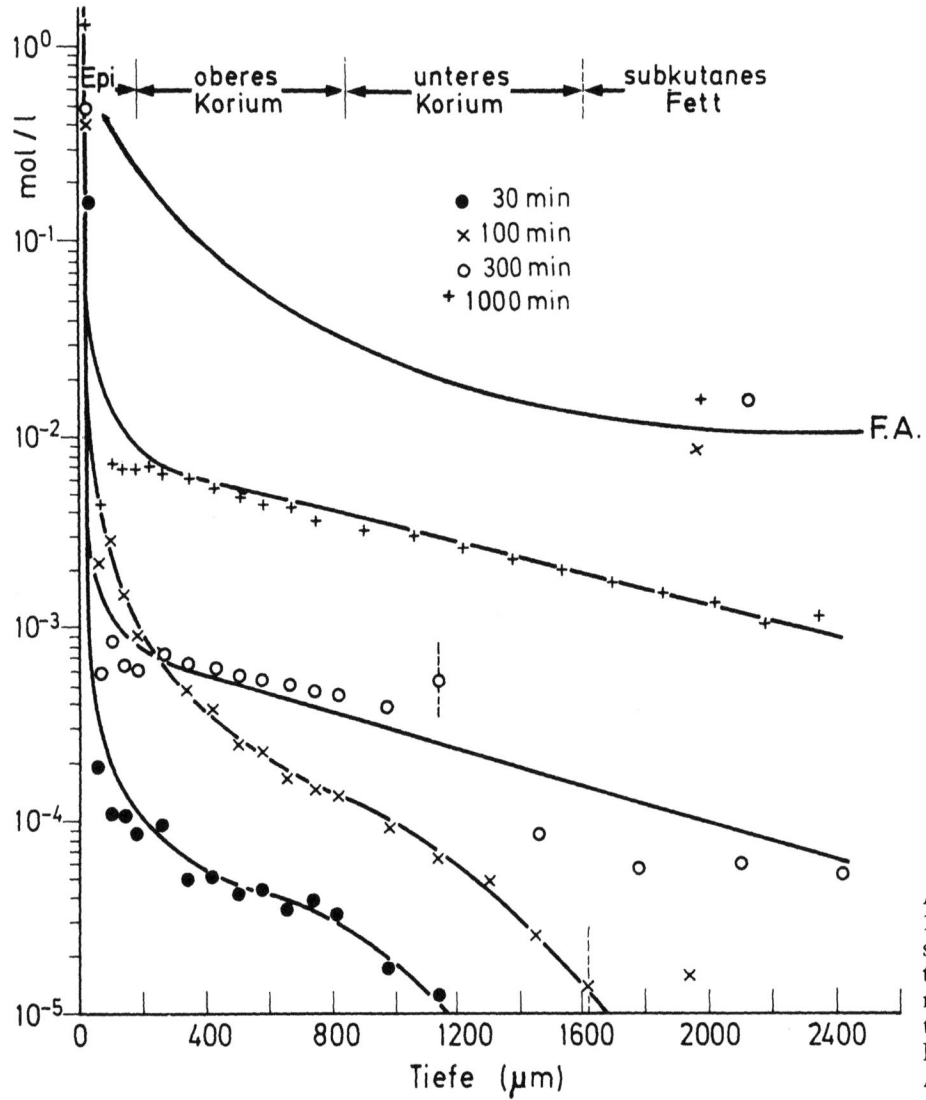

Abb. 1. Penetrationskinetik einer 17%igen Harnstoffcreme. Untersuchungen mittels der Permeationskammertechnik in vitro mit menschlicher Bauchhaut. Aufgetragen 5 mg Crême/2 cm² = 250 µ Harnstoff/cm². T.A. = Tesafilm-Abriß (10×)

Interaktionen bzw. chemische Reaktionen ablaufen. Hinzu kommt auch der Einfluß der Terrainveränderung durch die Harnstoffwirkung selbst.

Harnstoff-Dithranol-Kombination

Ein gängiges Produkt einer Harnstoff-Dithranol-Kombination ist z.B. das Psoradexan. Die Harnstoffkonzentration beträgt 17%, die des Cignolins 0,15%. Die Analyse der Permeationskinetik beider markierter Substanzen ließ erkennen (Tabellen 2, 3), daß im Prinzip keine wesentlichen Unterschiede zwischen der Freisetzung und der Permeation von Harnstoff aus dieser Kombination im Verhältnis zu Harnstoff in der Grundlage allein bestehen. Harnstoff weist ohne zusätzliche Dithranolbeigabe bei Prüfung der unveränderten normalen Haut eine etwas geringere Permeationsneigung auf, die allerdings im Hinblick auf die den Harnstoff zugeschriebenen Eigenschaften nicht besonders ins Gewicht fallen. Dithranol wird aus Psoradexan etwa in gleichem Maße freigesetzt wie aus einer Salizylvaseline. Bei der Kombination von Dithranol in Psoradexan ist Dithranol, als auch Harnstoff stabilisiert. Die Permeation von Dithranol liegt in Größenordnungen in den oberen Hautschichten vor, die der Permeation von Dithranol aus Salizylvaseline adäquat ist. Nach Tesafilmabriß ($\approx 10\times$) der Hornschicht ist die Dithranolkonzentration in den epidermalen Schichten höher. Die Permeationszeit ist dann schneller und liegt bei einem Zeitraum zwischen 30–300 min um durchschnittlich 30% (Tabelle 3).

Diese schnelle und ausreichende Permeation in die oberen Hautschichten reicht aus, die Kurzzeitanwendung von Dithranolpräparationen in Anwendung zu bringen, um so den Überschuß an Dithranol auszuwaschen. Die Permeation von Dithranol aus Psoradexan ist stärker ausgeprägt als aus Salizylvaseline, die ihrerseits wiederum den Vorteil bietet, daß der Stabilisierungseffekt der Salizylsäure und der Vaseline auf Dithranol einen Vorteil bietet und zur besonderen Stabilisierung des Dithranols in anderen Grundlagen herausfordert.

Der Versuch, mit 10% Harnstoff vorzubehandeln und danach Dithranol in Vaseline 0,1%ig danach aufzutragen, in der Erwartung, daß die Vorbehandlung der Haut mit Harnstoff die Permeationskinetik für Cignolin verändert, ließ keinen wesentlichen Anstieg der Dithranolpermeation erkennen.

Kortikosteroide (Flupameson)

Es ist bekannt und von Wohlrab und Swanbek besonders hervorgehoben worden, daß die Permeation von Kortikosteroiden, insbesondere von Hydrokortison in Kombination mit Harnstoff, unter entsprechender struktureller Veränderung

Tabelle 2. Permeation von Harnstoff aus dithranolhaltigem Externum
Substanz: Harnstoff; Grundlage: Psorexan; Konzentration: 17%
Verteilung in $\mu g \cdot cm^{-2} \cdot d^{-1}$ in den verschiedenen Gewebsschichten bei normaler und geschädigter Haut.
Aufgetragen: 5 mg/2 cm² Zubereitung = 425 µg/cm² Substanz

Zeit	Hornschicht		Epidermis		Oberes Corium		Unteres Corium		subcutan. Fett	
	Abr.	µg	µm	µg	µm	µg	µm	µg	µm	µg
30'	16	25,39	160	0,150	640	0,203	1120	0,105	160	0
100'	12	37,70	160	0,173	640	0,544	1120	0,240	960	0
300'	16	33,13	160	1,22	640	433,88	800	3,56	640	0,94
1000'	14	137,0	200	7,07	640	12,70	960	7,60	640	1,86
30'	–		160	31,3	640	138,0	1920	223,0	320	15,8
100'	–		160	31,3	640	164,0	1120	161,0	480	32,4
300'	–		160	30,6	640	152,0	800	137,0	640	48,1
1000'	–		160	14,6	640	61,7	640	36,4	1920	9,2

Tabelle 3. Permeation von Dithranol aus harnstoffhaltigem Externum
Substanz: Dithranol; Grundlage: Psorexan; Konzentration: .15%
Verteilung in $\mu g \cdot cm^{-2} \cdot d^{-1}$ in den verschiedenen Gewebsschichten bei normaler und geschädigter Haut.
Aufgetragen: 5 mg/2 cm² Zubereitung = 3,75 µg/cm² Substanz

Zeit	Hornschicht		Epidermis		Oberes Corium		Unteres Corium		subcutan. Fett	
	Abr.	µg	µm	µg	µm	µg	µm	µg	µm	µg
30'	12	0,10	160	0,047	640	0,007	1280	0	0	0
100'	16	0,34	160	0,022	640	0,018	1120	0	160	0
300'	16	0,25	160	0,065	640	0,009	480	0,001	640	0
1000'	14	0,06	240	0,068	640	0,036	640	0,013	320	0,002
30'	–		160	1,20	640	0,065	1600	0,016	0	0,000
100'	–		160	2,11	640	0,090	960	0,010	480	0,003
300'	–		160	1,21	640	0,063	640	0,010	640	0,008
1000'	–		160	1,31	640	0,083	960	0,034	960	0,009

der Hornschicht im Sinne einer erhöhten Permeation beeinflußt wird. Es ist aber keinesfalls so, daß jedes Kortikosteroid durch einen entsprechenden Harnstoffzusatz sich in seiner Permeationskinetik im Sinne einer erhöhten Penetration und Aufnahme verändert. Der Zusatz von Flupameson 2%, sozusagen als „doppeltes Triamcinolon" zu einer 10%igen harnstoffhaltigen Grundlage zeigte, daß bis etwa 100 min die Epidermis keine Kortikosteroide aufgenommen hatte und in der Hornschicht auch nach langfristiger Exposition der Gehalt an Flupameson nicht besonders ausgeprägt war (Tabelle 4). Unter Tesafilmabriß der Hornschicht war in der Epidermis innerhalb von 300 min Expositionszeit die Kortikosteroidkonzentration in etwa gleichartig, so daß auch hier der Effekt der schnellen Durchdringung der Epidermis als eine Funktion der angebotenen Konzentration und weniger der zeitlichen Exposition offensichtlich war, der Schwerpunkt lag auf der mechanischen Entfernung der Hornschicht durch Tesafilmabriß. Dieser Befund verdichtet den Hinweis, daß die Harnstoffapplikation auf die Haut nicht eine allgemeine Erhöhung der Permeation bedeutet und, die durch Harnstoff bedingte Hydratisierung und Änderung der Hornlamellenstruktur nicht gleichbedeutend ist mit einer einfachen physikochemischen Schädigung der Hornschicht.

Antimykotika

Einen großen Teil unserer Untersuchungen betraf die Permeation von Antimykotika in Externa, deren Harnstoffgehalt um 10–20% lag. Als Vehikel wurden Wasser-in-Öl-, Öl-in-Wasser-Emulsion und schließlich eine Fettgrundlage gewählt. Diese bereits harnstoffhaltigen Vehikel wurden mit den entsprechenden Antimykotika versehen und besonders im Hinblick auf deren Penetration untersucht. Interessant war in dieser Hinsicht die Resorption, also die Aufnahme von einem Antimykotikum in den Organismus, da bei einer solchen Applikation eine systemische Wirkung des Antimykotikums parallelgeschaltet ist, unabhängig davon, ob man diese Situation positiv oder negativ betrachtet.

Festzuhalten ist, daß aus allen diesen Untersuchungen deutlich hervorgeht, daß aus einer Fettgrundlage die Permeationswerte z.B. von *Clotrimazol* über den der übrigen Vehikel lag. Die Freigabe eines wasserlöslichen Arzneimittels, sozusagen die Flucht des Wirkstoffes aus dem Vehikel, wie es Higushi ausdrückte, führt zu einer derartigen Substanzverteilung. Auf der anderen Seite darf nicht vergessen werden, daß bei langfristigen Untersuchungen zusätzlich zu der bereits erhöhten Hydratisierung der Hornschicht, nunmehr durch den Abdeckeffekt eines fettigen Vehikels die Wasseranreicherung durch ein erhöhtes Angebot im Zuge der Evaporation erhöht wird. Bei einer Applikation einer Harnstofftagescreme, die Clotrimazol 1% enthielt, lag eine Hornschichtsättigung von etwa 12%, und in der Epidermis um 0,36% nach 1000 min vor. Bei der Fettcreme waren die entsprechenden Werte in der Hornschicht 6,5% und in der Epidermis um 2,5%. Diese drei unterschiedlichen Vehikelgrundlagen, bezogen auf Clotrimazol 1%ig und Harnstoff 10%, zeigten auch nach einer 30minütigen Einwirkung allein im Bereich der Hornschicht unterschiedliche Werte (Abb. 2).

Vom technischen Standpunkt ist allerdings auch die Variation der verschiedenen individuellen Eigenschaften der menschlichen Haut auf die Permeation hervorzuheben. Es läßt sich kein generalisiertes Schema für den Einzelfall aufstellen, insbesondere wenn man sich den Situationen gegenwärtig ist, daß die Hornschicht im täglichen Leben einer unterschiedlichen Irritation unterliegt und daß insbesondere im Hinblick auf die Interzellularstruktur bzw. Interzellularkomposition der Lipide kollektivabhängige Unterschiede bestehen.

Bei einer anderen Untersuchungsserie wurde das Antimykotikum *Oxiconazol* mit einem Morphinderivat in Lösung, Tinktur oder Salbe mitein-

Tabelle 4. Substanz: Flupameson; Grundlage: 10% Harnstoff-Creme; Konzentration: 2%
Verteilung in $\mu g \cdot cm^{-2} \cdot d^{-1}$ in den verschiedenen Gewebsschichten bei normaler und geschädigter Haut.
Aufgetragen: 5 mg Creme = 100 μg Substanz/cm²

Zeit	Hornschicht		Epidermis		Oberes Corium		Unteres Corium	
	Abr.	μg	μm	μg	μm	μg	μm	μg
30'	13	2,32	160	0	640	0	960	0
100'	14	4,64	160	0	640	0	720	0
300'	14	5,19	160	0,169	640	0,194	920	0,182
1000'	9	3,76	160	0,213	640	0,342	960	0,267
30'	–		160	1,97	640	1,28	1140	0,469
100'	–		160	1,91	640	2,20	800	1,65
300'	–		160	1,64	640	1,33	1120	1,21
1000'	–		160	1,59	640	1,30	1200	1,18

Im Permeationskammerwasser Simulation der Resorption
mit Hornschicht: 300 Min.   0
                    1000 Min.   0,12 μg/cm²
ohne Hornschicht: 300 Min.   0,21 μg/cm²
                    1000 Min.   1,84 μg/cm²

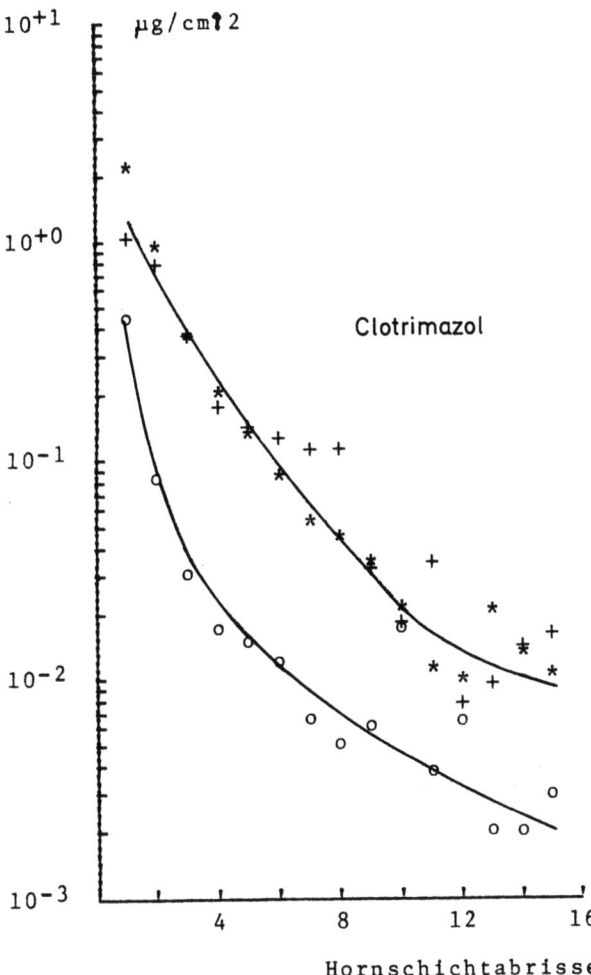

Abb. 2. Clotrimazol 1%, Harnstoff 10%, 30-min-Vergleich der drei Grundlagen in der Hornschicht (Tesafilmstreifen) (+++) = W/O-Creme, (***) = Fettcreme, (OOO) = Tagescreme

ander verglichen. Auch bei Oxiconazol schnitt wiederum die Salbe besser ab als die Tinkturen. Dies betraf sowohl Oxiconazol als auch das Morphinderivat. Die Vorbehandlung mit Harnstoff 10%ig, die wir auch dieses Mal durchführten, zeigte keine erhöhte Permeation, wenn anschließend das Antimykotikum aufgetragen wurde. Im Gegenteil, es lag hier bereits der Trend vor, daß eine höhere Reservoirkapazität für Oxiconazol in der Hornschicht sich entwickelte. Diese Ergebnisse wurden bei Erweiterungen der Untersuchungen auf Nägel bestätigt, und hiermit deutlich gemacht, daß Harnstoff zusätzlich zu anderen Wirkstoffen, in einer topischen Applikationsform gegeben, die Bindungskapazität für einen Wirkstoff erhöhen kann, wie es exemplarisch hier mit Oxiconazol belegt werden konnte.

Diskussion

Die 3 Parameter für eine Pharmakokinetik nämlich, Liberation aus dem Vehikel, Anreicherung der Hornschicht mit Entwicklung einer Reservoirkapazität und schließlich die Permeation der besonderen pharmakologischen Substanz zur Tiefe der Hautschicht, entsprechend dem Diffusionsquotienten, sind die Größen, die immer einer besonderen Analyse bedürfen und nicht ohne weiteres erwartet werden können. Es wird auch aus der Sicht dieser dreidimensionalen Betrachtung eine Voraussage über die Auswirkung eines Harnstoffzusatzes im Hinblick auf die Pharmakokinetik zusätzlich gegebener Substanzen im Einzelfall immer wieder geprüft werden muß. Das gleiche müssen wir auch allgemein im Hinblick auf die Permeation von Substanzen aus Endprodukten sagen, bei der Konservierungsstoffe, Emulgatoren, Wahl der Komposition der Grundlage, eine hohe Variabilität der Veränderung der Penetration und der Veränderung der Bindungskapazität mit Einfluß auf die Permeation zur Tiefe hin bewirken. Der Trend kann in seiner Wahrscheinlichkeit durch entsprechende Kompositionen bestimmt werden. Im Hinblick auf die Aufnahme von Wirkstoffen in die Zielzelle, insbesondere die der Haut bei einer topischen Applikation, muß mit ins Kalkül ziehen, daß in Abhängigkeit von der Harnstoffkonzentration auch die Zellwandbarriere mit ihren verschiedenen Rezeptoren einer Beeinflussung durch Harnstoff unterliegen kann. Es kommt also nicht nur allein auf die Einflußnahme auf die Aufnahme in die verschiedenen Hautschichten an, sondern auch auf die Ermöglichung einer erhöhten intrazellulären Aufnahme. Sicherlich liegen dafür besondere Verhältnisse bei den jeweiligen Zellen der Haut vor, seien es Keratinozyten, Langerhanszellen oder Mastzellen. Derartige Untersuchungen sind vom technischen Gesichtspunkt heute vornehmlich den Zellkulturen der Haut vorbehalten, deren Ergebnisse dann sich im Spiegel der pharmakologischen Wirkung an der lebenden Haut reflektieren.

Literatur

1. Stüttgen G (1987) Skin and nail penetration. Pharmacol Skin 1:22–40
2. Stüttgen G, Täuber U, Bauer E, Zesch A (1986) Die lokale und transkutane Pharmakotherapie. Hautarzt 37:65–76

Prof. Dr. G. Stüttgen
Freie Universität Berlin, Universitätsklinikum
Rudolf Virchow, Standort Charlottenburg,
Hautklinik und Poliklinik
Augustenburger Platz 1
D-1000 Berlin 65

Therapeutisch nutzbare Eigenschaften von Harnstoff – Harnstoff als Monotherapeutikum

Bedeutung von Harnstoff in der externen Therapie

W. Wohlrab

Zusammenfassung

Grundlage jeder Harnstoffwirkung auf die menschliche Haut ist seine Penetration in die verschiedenen Hautschichten. Dafür ist eine starke Vehikelabhängigkeit nachweisbar. Deshalb konnten auch deutliche Unterschiede für die Dauer und Intensität der gesteigerten Wasserbindungskapazität nach Applikation von verschiedenen Harnstoff enthaltenden Emulsionen beobachtet werden. Zur Steigerung der Hydratation und Wasserbindungskapazität in der Hornschicht erkrankter Haut sind unter therapeutischen Gesichtspunkten 10% Harnstoff enthaltende Präparate besser geeignet als 2% oder 5% Harnstoff enthaltende Grundlagen. Durch die Beeinflussung der Funktions-Struktur der Hornschicht und eine beträchtliche Steigerung der Liberation von Arzneimitteln aus der Salbengrundlage ist Harnstoff einer der wirksamsten Penetrationspromotoren. Eine gesteigerte Penetrationsrate verschiedener Glukokortikoide und Dithranol konnte aus harnstoffhaltigen Salben nachgewiesen werden. Für die externe Therapie ergeben sich in der Nutzung der Penetrationspromotion durch Harnstoff zwei verschiedene Möglichkeiten: Steigerung der therapeutischen Effektivität bei gleicher Wirkstoffkonzentration oder gleicher therapeutischer Effekt bei wesentlich geringerer Wirkstoffmenge.

Summary

Urea affects human skin by penetrating different skin layers. For this a strong vehicle dependence is evident. Therefore, considerable differences could be found in the duration and intensity of increased water-binding capacity after the application of different urea-containing emulsions. For therapy to increase the hydration and water-binding capacity in the horny layer of diseased skin, preparations with 10% urea are better suited than those containing 2% or 5% urea. By altering the functional structure of the horny layer and considerably increasing the drug's liberation from its ointment base, urea is one of the most effective penetration promoters. An increased penetration rate of some corticoids and dithranol from urea-containing ointment were demonstrated in human skin. The resulting penetration promotes two possible applications in topical therapy: an increased therapeutic effect for a given concentration of an active constituent or a given therapeutic effect with a reduced concentration of the active ingredient.

Einleitung

Harnstoff (Carbamid, Urea) ist eine in der Dermatologie seit langem bekannte Substanz, die sowohl in der externen Therapie als auch zu kosmetischen Zwecken vielfach eingesetzt wird. Ausgangspunkt für diesen zunehmenden Einsatz bilden einige Eigenschaften, die Harnstoff aus pharmazeutischer Sicht als Therapeutikum besonders geeignet erscheinen lassen. Darunter sind besonders zu nennen:

1. Harnstoff ist eine physiologische Substanz. In der gesunden menschlichen Haut ist er mit etwa 1% enthalten. Große Mengen Harnstoff werden im Schweiß ausgeschieden, der auffallenderweise dort fast doppelt so konzentriert als im Blut vorliegt.
2. Für Harnstoff sind keine allergisierenden Nebenwirkungen bekannt.
3. Als physiologisches Endprodukt des Eiweißstoffwechsels beim Menschen wird extern oder systemisch zugeführter Harnstoff nicht metabolisiert.
4. Toxische Effekte sind bei Harnstoffanwendung unter therapeutischen Gesichtspunkten nicht zu erwarten.

Daneben sind bei externer Applikation von Harnstoff unterschiedliche Effekte bekannt, die auf verschiedene Weise die funktionelle und strukturelle Organisation der Haut beeinflussen können (Abb. 1). Diese Effekte lassen sich unter mehreren Gesichtspunkten in der Dermatotherapie nutzbar machen. So wird Harnstoff vor allem zur Erhöhung der Wasserbindungskapazität der Haut, vornehmlich der Hornschicht, eingesetzt.

Weiterhin werden seine keratolytischen Eigenschaften und sein antipruriginöser Effekt sowie seine proliferationsdämpfende Wirkung genutzt. Darüber hinaus gewinnt der penetrationsfördernde Effekt von Harnstoff für verschiedene Arzneimittel zunehmend an Bedeutung [Übersicht bei 7, 11, 23].

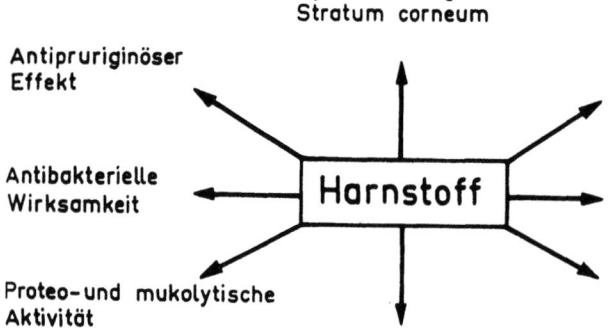

Abb. 1. Harnstoffwirkungen auf die menschliche Haut (vgl. Dermatol Monatsschr 167 (1981) 85–90)

Die Verwendung und Bedeutung von Harnstoff in der externen Therapie kann unter 2 Gesichtspunkten betrachtet werden:
- Harnstoff als Arzneimittel unter direkter Nutzung seiner Eigenschaften und der
- Einfluß von Harnstoff auf die therapeutische Effektivität anderer Arzneimittel.

Vehikelabhängigkeit der Harnstoffpenetration

Voraussetzung für jede Harnstoffwirksamkeit in der Haut ist seine Penetrationskinetik, d.h. wieviel Harnstoff nach externer Applikation in Abhängigkeit von der Einwirkungszeit in die einzelnen Hautschichten eindringt. Läßt man zunächst die erheblichen Unterschiede in der Reaktivität der Haut entsprechend der individuellen Verhältnisse außer acht, so ist neben verschiedenen Faktoren, wie die Art der Applikation, der Stabilisierung oder der applizierten Substanzmenge, den Fragen der Grundlage, in denen der Harnstoff angeboten wird, die größte Bedeutung beizumessen. Die Penetrationskinetik von Harnstoff zeigt in dieser Vehikelabhängigkeit grundsätzliche Unterschiede, die auch unterschiedliche therapeutische Wirksamkeiten bedingen [18].

Bei der Verwendung von O/W-Emulsionen ist Harnstoff schon nach kurzer Einwirkungszeit in den oberen Hornlagen in hohen Konzentrationen nachweisbar, jedoch sind in tieferen Hornlagen und der Epidermis auch nach längeren Einwirkungszeiten nur geringe Harnstoffmengen zu finden (Abb. 2). Dieser Soforteffekt tritt bei der Verwendung von W/O-Emulsionen nicht in diesem Umfang ein. Hierbei ist der Harnstoff über die gesamte Hornschicht gleichmäßiger verteilt und ist auch in der Epidermis in beträchtlicher Konzentration nachweisbar, allerdings erst nach längerer Einwirkungszeit. Daraus ist zu folgern, daß die Harnstoffwirkung vor allem in tieferen Hornlagen oder in der Epidermis bei der Verwendung von W/O-Emulsionen wesentlich intensiver auftritt. Dementsprechend sind auch Unterschiede

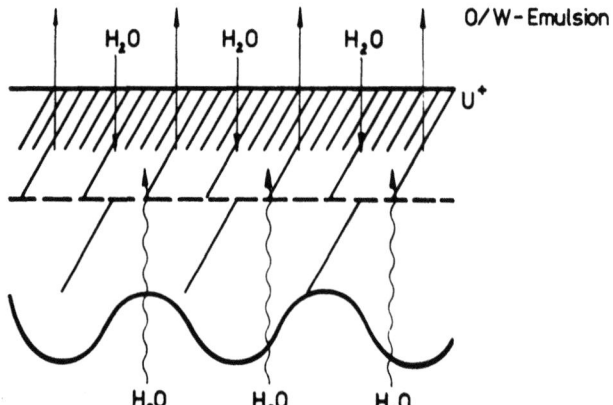

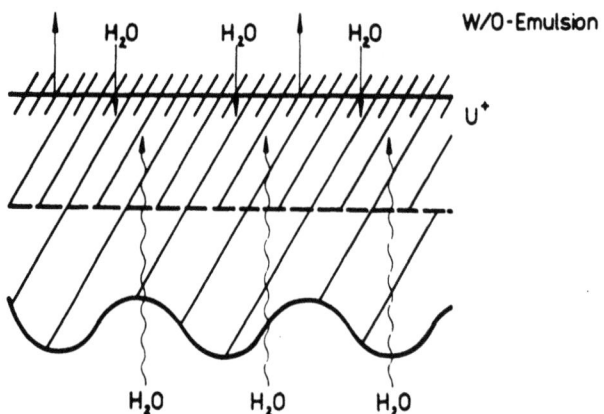

Abb. 2. Schema zum Mechanismus von Harnstoffverteilung und Hydratisierung in menschlicher Haut in Abhängigkeit vom Emulsionstyp (nach [18])

im zeitlichen Ablauf und in der Dynamik der hydratisierenden Wirkung von Harnstoff nachweisbar [22].

Insgesamt gesehen kann eingeschätzt werden, daß für die Hydratation der Hornschicht im Sinne einer Sofortwirkung, auch als kosmetischer Effekt, harnstoffhaltige O/W-Emulsionen vorzuziehen sind. Soll dagegen die Harnstoffwirksamkeit zur Stabilisierung oder der Restaurierung der

Funktionsstruktur einer pathologisch gestörten Hornschicht oder zur Penetrationspromotion anderer Arzneimittel genutzt werden, sind W/O-Emulsionen als Vehikel besser geeignet.

Wasserbindungskapazität und Harnstoff

Eine der häufigsten Indikationen zum Einsatz von Harnstoff in der externen Therapie ist die Behandlung trockener Hautzustände. Grundlage dieser Harnstoffwirksamkeit in der Haut ist vor allem seine Fähigkeit, die Wasserbindungskapazität der Hornschicht zu erhöhen (Übersicht bei [6, 7, 9, 11, 16]). Von besonderer Bedeutung für den Mechanismus dieser Harnstoffwirksamkeit ist dabei die Erkenntnis, daß infolge Harnstoffeinwirkung vor allem der Anteil des intrazellulären Wassers durch Bindung des Harnstoffs an Proteine gesteigert wird [1]. Da das gebundene Wasser im Stratum corneum ohnehin mit 20 bis 30% vom Gesamtwassergehalt den geringeren Anteil ausmacht [10], ist die Möglichkeit der Steigerung bzw. Regulierung dieser Funktionsstruktur von besonderer Bedeutung. So könnte gerade dieser Mechanismus bei der erfolgreichen Behandlung der „trockenen" Haut bei der Neurodermitis atopica [6] mit Harnstoffpräparaten entscheidend sein.

Wird das in den extern auf die Haut aufgetragenen Grundlagen enthaltene Wasser radioaktiv markiert, kann unter entsprechenden Bedingungen im Stratum corneum der Anteil des penetrierten bzw. noch vorhandenen Wassers in Abhängigkeit von der Zeit gemessen werden [22]. Damit ist unter konstanten experimentellen Bedingungen der Einfluß unterschiedlicher Vehikel oder Wirkstoffe auf die Wasserbindungsfähigkeit der menschlichen Hornschicht erfaßbar. Für Harnstoff läßt sich dabei eine erhebliche Steigerung der Wasserbindungskapazität der Hornschicht nachweisen (Abb. 3).

Entsprechend der beschriebenen Unterschiede in der Harnstoffpenetration in Abhängigkeit vom verwendeten Vehikel und der eingesetzten Harnstoffkonzentration ist für verschiedene harnstoffhaltige Basisdermatika auch eine unterschiedliche Effektivität in der Steigerung der Wasserbindungskapazität des Stratum corneum (Tabelle 1) durch Harnstoff festzustellen [22].

Bei der Verwendung Harnstoff enthaltender O/W-Emulsionen oder Lotions werden anfänglich und schnell hohe Wassermengen eingelagert (Sofortwirkung), die allerdings relativ schnell abnehmen. Dagegen lassen W/O-Emulsionen als Grundlagen eine intensivere und länger andauernde Steigerung der Wasserbindungskapazität erkennen. Die Ursache dafür ist neben den hohen Penetrationsraten von Harnstoff aus W/O-Emulsionen [18] auch in der Okklusionswirkung der lipidreichen Emulsionsgrundlage zu suchen. Dies wird um so deutlicher, da bekanntlich die Verteilung des Wassers innerhalb der Hornschicht, auch

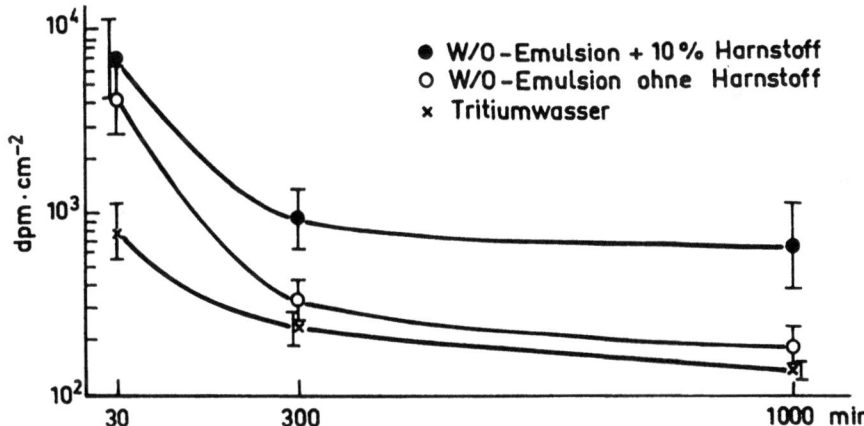

Abb. 3. Einfluß von Harnstoff auf die Wasserbindungskapazität der menschlichen Hornschicht (nach [22]).
Vehikel: W/O-Emulsion (Ungt. Alcohol. Lanae aquosum AB-DDR) markiert mit Tritiumwasser

Tabelle 1. Wasserbindungskapazität der menschlichen Hornschicht nach Applikation Harnstoff enthaltender Basisdermatika [22]. (Exposition: 10 mg radioaktiv markiertes Präparat pro 4 cm^2 Haut; Expositionszeit in min; Mittelwert ± Streuung; N = 3)

Präparat	Harnstoffgehalt [%]	Stratum corneum dpm/cm^2		
		30	300	1000 [min]
Basodexan-Salbe	10	5422 ± 521	2478 ± 205	902 ± 51
Basodexan-Creme	10	8104 ± 514	1386 ± 169	472 ± 34
Basodexan-Soft	10	10606 ± 678	542 ± 98	185 ± 22
Carbamid-Creme	12	8666 ± 426	1214 ± 100	475 ± 28
Elacutan-F	10	3968 ± 275	994 ± 63	678 ± 74
Elacutan-W	10	7185 ± 376	426 ± 72	183 ± 19
Excipial-U-Lotio	2	6804 ± 248	388 ± 26	126 ± 24
HTH	10	12011 ± 528	568 ± 59	223 ± 63

nach Steigerung des Wassergehaltes durch externe Anwendung von Moisturizern, nicht gleichmäßig erfolgt, sondern zunächst überwiegend auf die oberen Hornlagen begrenzt ist.

Hemmung der epidermalen Proliferation durch Harnstoff

Harnstoff selbst hemmt die epidermale Proliferation [24]. Sowohl im Tiermodell als auch an humaner Haut konnte unter Harnstoffeinfluß eine Verminderung der DNS-synthetisierenden Epidermiszellen nachgewiesen werden (Tabelle 2). In Zellkulturen bewirkte ein Zusatz von Harnstoff einen erniedrigten Mitoseindex, in dessen Folge auch eine Verminderung des Wachstums der gesamten Zellpopulation auftrat [5]. Die Grundlage dafür ist eine Arretierung der Zellen in der Metaphase der Zellteilung bereits 4 bis 6 Stunden nach Harnstoffzugabe mit einem Maximum nach 15 bis 18 Stunden.

Tabelle 2. ^{3}H-Thymidin-Autoradiographie an humaner Epidermis nach Harnstoffeinwirkung (N = 6), [34])

Kontaktzeit	LI [%]	DNS-SI
7 Tage	4,16	0,49
Kontrolle (unbehandelt)	8,48	1,00

LI = labeling index des Stratum basale;
DNS-SI = DNS-Syntheseindex

Untersuchungen über den Mechanismus dieser Proliferationshemmung ergaben eine Epidermisverdünnung um ca. 20% und eine Reduktion der Anzahl der in DNS-Synthese befindlichen Epidermiszellen um ca. 45%. Gleichzeitig traten Hinweise auf die Verlängerung der postmitotischen Lebensdauer der Epidermiszellen sowie auf Änderungen im Regulationsmechanismus der epidermalen Zellproliferation auf.

Inwieweit diese Mechanismen bei hyperproliferativen Hauterkrankungen zusätzlich therapeutisch wirksam sind, ist nicht sicher zu sagen. Insgesamt gesehen sind diese und weitere Faktoren der Harnstoffwirksamkeit nicht isoliert zu betrachten, da sie sich gegenseitig entscheidend beeinflussen können und erst in ihrer Gesamtheit die therapeutische Effektivität bestimmen. Deutlich wird dies besonders dann, wenn die Hornschichtstruktur krankheitsbedingt stark geschädigt ist, wie dies z.B. für Ekzeme und den psoriatischen Herd zutrifft, so daß nicht nur ein gesteigerter transepidermaler Wasserverlust nachweisbar ist, sondern auch eine erhöhte Wirkstoffpenetration [13, 14 u.a.]. Unter diesen Bedingungen penetriert auch der Harnstoff in wesentlich größeren Mengen in die lebenden Hautanteile, so daß im Gegensatz zu den Verhältnissen bei intakter Haut der proliferationshemmende Effekt besonders im Stadium der akuten Krankheitsphase wirksam werden kann.

Notwendige Harnstoffkonzentration im Vehikel

Bei vielen Hauterkrankungen, die u.a. durch das Symptom der trockenen Haut charakterisiert sind, konnte ein Defizit im Harnstoffgehalt des Stratum corneum nachgewiesen werden. Das trifft vor allem für die Neurodermitis und die Psoriasis zu. Dabei beruht der trockene Hautzustand oft nicht primär auf Wassermangel, sondern ist auf eine erniedrigte Wasserverbindungsfähigkeit der Hornschicht zurückzuführen [7, 17]. Zur Therapie der „trockenen Haut" ist in dermatologischen und kosmetischen Präparaten deshalb Harnstoff der am häufigsten verwendete Moisturizer.

Die Harnstoffwirksamkeit ist dabei häufig abhängig, inwieweit in den entsprechenden Hautschichten ein optimales Konzentrations-Zeit-Profil der penetrierten Substanzmenge erreicht wird. Bei der nachgewiesenen Abhängigkeit der penetrierten Harnstoffmenge von der im Vehikel eingesetzten Konzentration ist zu beachten, daß mit ca. 80% die überwiegende penetrierte Harnstoffmenge in den äußeren Hornlagen zu finden ist (Tabelle 3). Beim Einsatz einer 2% und 5% Harnstoff enthaltenden Präparation werden die für die normale Hornschicht bekannten Harnstoffkonzentrationen auch nach längeren Penetrationszei-

Tabelle 3. Penetration von Harnstoff in das Stratum corneum menschlicher Haut in Abhängigkeit von der Penetrationszeit und der Harnstoffkonzentration im Vehikel [21]

Penetrations-zeit [min]	H-Konzentration [%] im Vehikel	H-Penetration (in % der aufgetragenen Menge)			H-Konzentration [mM] im SC
		Abrisse 1–5	Abrisse 6–20	SC gesamt	
30	2	5,80	1,40	7,20	29,95
	5	7,88	2,03	9,91	103,06
	10	7,01	3,21	10,22	212,56
300	2	9,07	2,53	11,60	48,25
	5	10,09	3,92	14,01	145,70
	10	16,91	4,72	21,63	449,88
1000	2	17,60	5,44	23,04	95,84
	5	17,80	4,47	22,27	231,60
	10	21,46	7,53	28,99	602,95

H = Harnstoff; SC = Stratum corneum; mM = Millimolar; Dicke des Stratum corneum 20 μm ten nicht erreicht. Das trifft im wesentlichen auch für eine 10%ige Harnstoffpräparation zu, obwohl hierbei ein deutlich günstigeres Konzentrations-Zeit-Profil, vor allem in den tieferen Hornlagen, nachgewiesen werden kann.

In die Epidermis und Dermis penetrieren vergleichsweise nur geringere Harnstoffkonzentrationen [21]. Damit ist auch erklärbar, daß Veränderungen der Funktionsstruktur in diesem Bereich, wie z.B. durch die proliferationsdämpfende oder juckreizmindernde Wirkung des Harnstoffs, erst bei höheren Konzentrationen therapeutisch nutzbar werden.

Insgesamt läßt sich sagen, daß unter therapeutischen Gesichtspunkten zur Erhöhung der Wasserbindungskapazität der Haut bei entsprechenden Dermatosen der Einsatz von Präparaten mit höheren Harnstoffkonzentrationen notwendig erscheint. Gleichzeitig kommt dabei auch die meist erwünschte keratolytische Wirksamkeit des Harnstoffs besser zum Tragen. Präparate mit 10% Harnstoff haben sich dafür bewährt. Das gilt nicht bei der Nutzung des Harnstoffs als Penetrationspromotor für andere Arzneimittel. Hierbei ist die Bestimmung der günstigsten Harnstoffkonzentration zur Erreichung einer optimalen Wirkstoffpenetration unerläßlich.

Harnstoff als Penetrationspromotor

Die therapeutische Effektivität jeder extern eingesetzten Substanz ist in hohem Maße davon abhängig, inwieweit es gelingt, in der jeweils erkrankten Hautschicht ein optimales *Konzentrations-Zeit-Profil* des Wirkstoffs zu erreichen. Dabei sind zwei Vorgänge von zentraler Bedeutung:
– die *Liberation*, d.h. der Grad der Freisetzung des Arzneistoffs aus dem verwendeten Vehikel und
– die *Penetration*, d.h. das Maß des Eindringens des Wirkstoffs in die einzelnen Hautschichten.

Da Harnstoff beide Mechanismen für viele Arzneistoffe wesentlich beeinflußt, ist er für die Optimierung der therapeutischen Effektivität unter diesen Gesichtspunkten von besonderem Interesse.

Zunächst zur Bedeutung der Steigerung der Liberation von Arzneimitteln [9]. Bekanntlich dringt bei vielen Dermatika ein großer Prozentsatz des extern aufgebrachten Wirkstoffs nicht in die Haut ein und kann auch nach längerer Einwirkungszeit wieder von der Hautoberfläche entfernt werden (Tabelle 4). Dieser Anteil liegt bei verschiedenen Glukokortikoiden auch 5 Stunden nach der Applikation bei etwa 70 bis 90%, beim Dithranol zwischen 40 und 84%, je nach Hautzustand [14, 15, 20 u.a.]. Bei Zusatz von Harnstoff zu Glukokortikoid oder Dithranol enthaltenden Dermatika unter geeigneten Bedingungen konnte

Tabelle 4. Wiederfindungsrate von Glukokortikoiden auf der Oberfläche menschlicher Haut nach unterschiedlichen Einwirkungszeiten und in Kombination mit 10% Harnstoff (in % der aufgetragenen Menge).
Vehikel: W/O-Emulsion (Ungt. Alcohol. Lanae aquosum AB-DDR). Applizierte Konzentration: HC = 1% Hydrokortison; PL = 0,25% Prednisolon; U$^+$ = 10% Harnstoff [20]

	Einwirkungszeit [min]		
	30	100	300
HC	90,6	88,8	87,4
HC + U$^+$	55,6	59,6	56,6
PL	85,0	75,1	64,9
PL + U$^+$	69,8	66,0	55,4

eine beträchtliche Liberationssteigerung dieser Wirkstoffe nachgewiesen werden. So ist die Wiederfindungsrate für Hydrokortison auf menschlicher Haut nach Applikation eines 10% Harnstoff enthaltenden Präparates um ca. 30 bis 35% reduziert, beim Prednisolon um 10 bis 15% (Tabelle 4). Auch beim Dithranol ist die Wirkstoffliberation aus Vaseline in Abhängigkeit von der Konzentration und Einwirkungszeit wesentlich gesteigert.

Neben den bisher beschriebenen Vorgängen führen auch noch weitere Wirksamkeiten des Harnstoffs (z.B. Keratolyse) durch Veränderung des strukturfunktionellen Zustandes der Haut insgesamt zu einer wesentlichen Verbesserung der Penetrationsbedingungen für viele Arzneistoffe. Die große Bedeutung der unterschiedlichen Funktionsstruktur der Haut auf die perkutane Permeation und Resorption konnte am Beispiel von Hydrokortison nach Applikation auf verschiedene Körperteile eindrucksvoll belegt werden [4]. Bei Kombination von verschiedenen Glukokortikoiden mit Harnstoff läßt sich eine erheblich gesteigerte Penetration in die einzelnen Hautschichten nachweisen (Abb. 4). Auch nach Reduzierung der Glukokortikoid-Konzentration auf die Hälfte waren unter Harnstoffeinwirkung Arzneimittelkonzentrationen in der Haut nachweisbar, die sonst nur mit wesentlich höherem Wirkstoffeinsatz zu erzielen sind. Auch für Dithranol ist eine erhebliche Penetrationsförderung durch Harnstoff nachweisbar.

Die Penetrationspromotion von Arzneimitteln durch Harnstoff kann man sich unter zwei verschiedenen Gesichtspunkten zunutze machen:
1. Verbesserung der therapeutischen Effektivität bei *gleicher Wirkstoffkonzentration* und
2. gleiche therapeutische Effektivität bei Anwendung einer wesentlich *geringeren Wirkstoffkonzentration*.

Diese Prinzipien sind bei verschiedenen Glukokortikoiden, besonders beim Hydrokortison und beim Dithranol [2, 3, 8, 12] in einigen Präparaten bereits realisiert und haben sich in ihrer klinischen Wirksamkeit mehrfach in der Praxis bewährt.

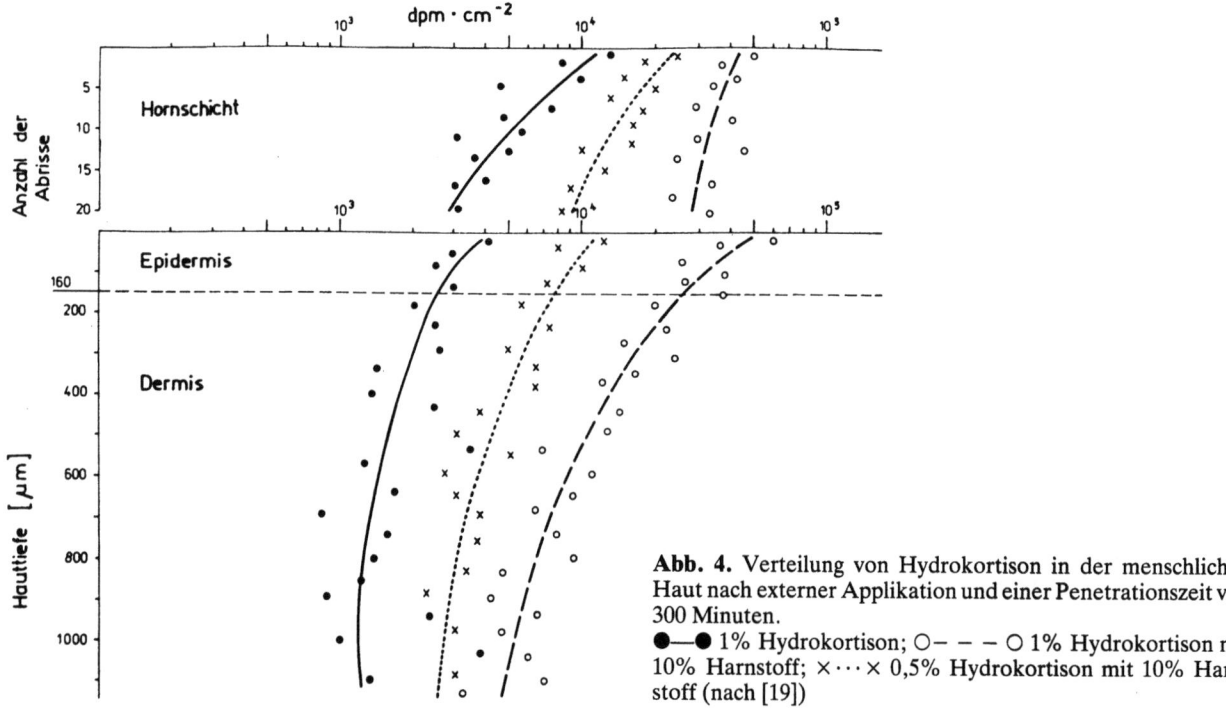

Abb. 4. Verteilung von Hydrokortison in der menschlichen Haut nach externer Applikation und einer Penetrationszeit von 300 Minuten.
●—● 1% Hydrokortison; ○– – –○ 1% Hydrokortison mit 10% Harnstoff; ×···× 0,5% Hydrokortison mit 10% Harnstoff (nach [19])

Die Nutzung der Penetrationspromotion durch Harnstoff erscheint bei *Glukokortikoiden* besondere Bedeutung zu gewinnen, wobei man zur Reduzierung der auftretenden Nebenwirkungen vermehrt auf Attenuativ-Glukokortikoide zurückgreifen kann. Die verbesserte therapeutische Effektivität dieser nebenwirkungsarmen Glukokortikoide, insbesondere des Hydrokortisons oder Prednisolons, ermöglicht beim einzelnen Patienten die Ablösung oder den verkürzten Einsatz hochpotenter fluorierter Glukokortikoide im Rahmen der Stufentherapie. Andererseits ist auch eine nicht unbeträchtliche ökonomische Bedeutung hinsichtlich der Kosteneinsparung oder einer möglichen Wirkstoffeinsparung bei gleicher therapeutischer Effektivität nicht zu übersehen.

Besondere Vorteile sind aus der Kombination von *Dithranol* mit Harnstoff abzuleiten. Einerseits kann mit einer Harnstoff enthaltenden Dithranolpräparation ein wesentlich günstigerer therapeutischer Effekt gegenüber dem entsprechenden harnstofffreien Präparat beobachtet werden, andererseits kann beim Dithranol gerade der Aspekte des Einsatzes geringerer Dithranol-Konzentrationen hinsichtlich der Reduzierung der Nebenwirkungen von besonderer Bedeutung sein. Beim Einsatz von Dithranol-Konzentrationen von 0,2% und geringer entfällt weitgehend die bei dieser Therapie auftretende störende Verfärbung von Haut und Wäsche, so daß bei Nutzung penetrationsfördernder Mechanismen in der *Niedrigdosistherapie* vielfach eine ambulante Behandlung möglich ist. Besonders vorteilhaft ist in dieser Hinsicht auch eine kombinierte Dithranol-Harnstoff-Anwendung bei *Kurzzeittherapie,* wobei sich als wichtiger Vorteil eine wesentlich günstigere Abwaschbarkeit des Dithranolpräparates nach der Kontaktzeit ergibt. Weiterhin soll auf die sehr effektive Dithranol-Harnstoff-Anwendung mit nachfolgender UV-Bestrahlung als entsprechende Anwendung dieses Mechanismus verwiesen werden.

Fazit

Durch intensive Grundlagenforschung wurden in den letzten Jahren viele Harnstoffeigenschaften bekannt bzw. präzisiert und die entsprechenden Bedingungen erkannt, unter denen sie therapeutisch genutzt werden können.

So steht eine große Auswahl an harnstoffhaltigen *Basisdermatika* zur Verfügung (z.B. Basodexan, Carbamid-Creme, Elacutan, Excipial-U-Lotio, HTH u.a.m.). Die Anwendung erfolgt entweder prophylaktisch, in der Metaphylaxe oder prätherapeutisch, in der Nachbehandlung z.B. nach Lichttherapie, als Intervalltherapie in Kombination mit Glukokortikoiden oder allgemein als Hautpflege zur Unterstützung der normalen Strukturfunktion der Haut auch unter kosmetischen Aspekten. Wichtig ist bei der Auswahl eines geeigneten Basisdermatikums die Berücksichtigung der individuellen Hautbeschaffenheit und der Akuität der Erkrankung. Es sollten daher dem behandelnden Arzt Präparate mit unterschiedlicher galenischer Formulierung (z.B. als Salbe, Creme und Lotio) zur Verfügung stehen.

Bei der Nutzung von Harnstoff als Penetrationsakzelerator haben Kombinationspräparate mit Glukokortikoiden (Hydrodexan, Hycozon,

Alphaderm, Condilan, Betacorton u.a.) besondere Bedeutung erlangt, deren therapeutische Effektivität in vielen klinischen Studien belegt ist. Entsprechend der Vielfalt dermatologischer Krankheitsbilder, für die ein therapeutischer Einsatz von Glukokortikoiden indiziert ist, kann es auch dabei kein einheitliches Vehikel geben. Es muß eine Auswahl von Grundlagen mit verschiedenen Eigenschaften zur Verfügung stehen, wobei jedes dieser Präparate aber hinsichtlich der galenischen Bedingungen nach den oben beschriebenen Anforderungen gesondert zu optimieren ist.

Große praktische Bedeutung hat auch der gemeinsame Einsatz von Harnstoff und Dithranol. Durch gezielte Anwendung der Harnstoffeigenschaften in der Dithranoltherapie (Tabelle 5) lassen sich deren Anwendungsmöglichkeiten und Therapieergebnisse entscheidend verbessern. Dies wird durch mehrere kontrollierte klinische Prüfungen [3, 8, 12 u.a.] und die Nutzung von handelsüblichen Präparaten (z.B. Psoradexan) auch in der ambulanten Anwendung vielfach bestätigt.

Tabelle 5. Anwendung der Harnstoffeigenschaften in der Dithranoltherapie

1. Verbesserung der therapeutischen Effektivität des Dithranols
2. Gleicher therapeutischer Effekt bei Reduktion der Dithranolkonzentration (Niedrig-Dosis-Therapie)
3. Verkürzung der Einwirkungszeit bei Kurzzeittherapie
4. Verbesserung der Abwaschbarkeit von Dithranolexterna
5. Reduzierung von Irritation und Pigmentierung
6. Hydratation der Hornschicht
7. „Keratolytische" Wirkung
8. Proliferationshemmung

Überblicken wir abschließend die Möglichkeiten für die Verwendung von Harnstoff in der externen Therapie, so erkennt man unschwer, daß vielfältige Ansatzpunkte gegeben sind. Neben den bereits besprochenen Anwendungsgebieten interessieren gegenwärtig besonders Fragen der Nutzung von Harnstoffeigenschaften in Kombination mit anderen Arzneistoffen bei der Therapie der Akne und bei Mykosen sowie für transkutane Therapieverfahren.

Literatur

1. Duzee BF van (1978) The influence of water content, chemical treatment and temperature on the rheological properties of stratum corneum. J Invest Dermatol 71:140–144
2. Ernst TM (1980) Zur Wirkungssteigerung des Hydrocortisons unter Harnstoffzusatz. Z Haut Geschlechtskr 55:806–812
3. Ernst TM (1981) Dithranol-Harnstofftherapie bei Psoriasis vulgaris. Z Hautkrankh 56:1197–1206
4. Feldmann RJ, Maibach HI (1967) Regional variation in percutaneous penetration of ^{14}C-cortisol in man. J Invest Dermatol 48:181–183
5. Glinos AD, Bardi GN, Dermitzaki KC, Perez SA, Talieri MJ (1983) Cytokinetic and cytotoxis effects of urea on Hela cells in suspension cultures. JNCI 71:1211–1219
6. Gloor M (1982) Wassergehalt des Stratum corneum: Bedeutung, Abhängigkeit, Meßmethoden, therapeutische Beeinflußbarkeit. Zentralbl Haut Geschlechtskrankh 147:103–107
7. Gloor M (1982) Pharmakologie dermatologischer Externa. Springer, Berlin Heidelberg New York
8. Harrison PV (1984) A comparison of psoradrate and dithrocream in the treatment of chronic psoriasis. Res Clin Forums 6:43–47
9. Horsch W, Wolf B (1985) Harnstoff. Eine Übersicht unter besonderer Berücksichtigung seiner pharmazeutischen Verwendung und Analytik. Pharmazie 40:665–676
10. Inoue T, Tsujii K, Okamoto K, Toda K (1986) Differential scanning calorimetric studies on the melting behavior of water in stratum corneum. J Invest Dermatol 86:689–693
11. Müller KH, Pflugshaupt Ch (1979) Harnstoff in der Dermatologie. Zentralbl Haut Geschlechtskr 142:157–168
12. Rowland Payne CME, Black MM (1984) A controlled study of the efficacy of psoradrate 0,1% versus its 17% urea base in the treatment of 24 patients with chronic psoriasis. Res Clin Forums 6:35–40
13. Schaefer H, Farber EM, Goldberg L, Schalla W (1980) Limited application period for dithranol in psoriasis. Br J Dermatol 102:571–573
14. Schaefer H, Zesch A, Stüttgen G (1981) Skin permeability. In: Stüttgen G, Spier HW, Schwarz E (Hrsg) Handbuch der Haut- und Geschlechtskrankheiten. Normal and pathologic physiology of the skin. Ergänzungswerk, Bd 1, Teil 4 B. Springer, Berlin Heidelberg New York
15. Stüttgen G, Schaefer H (1974) Funktionelle Dermatologie. Springer, Berlin Heidelberg New York
16. Takenouchi M, Suzuki H, Tagami H (1986) Hydratation characteristics of pathologic stratum corneum – evaluation of bound water. J Invest Dermatol 87:574–576
17. Werner Y (1986) The water content of stratum corneum in patients with atopic dermatitis. Acta Derm Venereol (Stockh) 66:281–284
18. Wohlrab W (1984) Vehikelabhängigkeit der Harnstoff-Penetration in die menschliche Haut. Dermatologica 169:53–59
19. Wohlrab W (1984) The influence of urea on the penetration kinetics of topically applied corticosteroids. Acta Derm Venereol (Stockh) 64:233–238
20. Wohlrab W (1986) Wiederfindungsrate von extern angewandten Glukokortikoiden auf der Hautoberfläche. Dermatol Monatsschr 172:615–619
21. Wohlrab W (1988) Welche Harnstoffkonzentration ist für die externe Therapie notwendig? Dermatol Monatsschr 174:94–98
22. Wohlrab W (1988) Der Einfluß von Harnstoff auf die Wasserbindungskapazität der menschlichen Hornschicht. Dermatol Monatsschr 174:622–627
23. Wohlrab W (1988) Zur Verwendung von Harnstoff in der Dermatologie. Dtsch Dermatol 36:528–537
24. Wohlrab W, Schiemann S (1976) Untersuchungen zum Mechanismus der Harnstoffwirkung auf die Haut. Arch Dermatol Res 255:23–30

Prof. Dr. sc. W. Wohlrab
Dermatologische Klinik und Poliklinik
der Martin-Luther-Universität
Postfach 302
DDR-4010 Halle (Saale)

Harnstoff als Monotherapeutikum bei trockener Haut

G. Swanbeck

Zusammenfassung

Harnstoffpräparate haben sich bei der Behandlung von Ichthyosis vulgaris als besonders wirkungsvoll erwiesen. Durch diese Resultate ermutigt, wurden auch andere Erkrankungen, die mit trockener Haut einhergehen, mit Harnstoffcreme behandelt.

Bei der Behandlung von Psoriasis ist ein stärker wasserbindendes Präparat erforderlich. Eine Kombination aus Natriumchlorid und Harnstoff, beide in gleicher Konzentration, erweist sich als optimal. Eine weitere wichtige Indikation für die Anwendung der Harnstoffcremes besteht in der Prophylaxe des Handekzems.

Der Erfolg bei der Neurodermitis-Behandlung bestand in der juckreizhemmenden Wirkung. Als wesentliche Nebenwirkung trat jedoch ein brennender Schmerz bei Aufbringen der Harnstoffcreme auf exkoriierte oder erodierte Haut auf, was allerdings keine spezifische Nebenwirkung des Harnstoffpräparates ist.

Nach unserer Erfahrung stellen Harnstoffcremes in einer Harnstoffkonzentration zwischen 5% und 10% bei trockener Haut eine vorteilhafte Therapiemöglichkeit dar.

Summary

Preparations containing urea were found to be effective in the treatment of ichthyosis vulgaris and so we were encouraged to test their use in other dry skin conditions. Urea creams are well applied to dry skin which is not inflamed. In the treatment of psoriasis, which requires a stronger water-binding substance, a combination of sodium chloride and urea in equal concentrations is optimal. Urea creams can be used in the prophylactic treatment of hand eczema and also as a prophylactic against infection, but not in the treatment of already existing infections. In psoriasis and ichthyosis urea is effective in creams substitution therapy. Though urea creams provided relief from itching in neurodermatitis, their use after treatment of eczema with fat-containing salves caused burning sensations. In our experience creams with a urea concentration of 5%–10% offer possibility for treating dry skin.

Einleitung

Bereits seit 1969 konnten wir bei der Behandlung von Ichthyosis-vulgaris-Patienten mit Harnstoffpräparaten gute Resultate erzielen [1]. In-vitro-Untersuchungen mit Harnstoff zeigten eine Wasserbindungskapazität der Substanz in der Hornschicht bei einer relativen Luftfeuchtigkeit von 85%. Therapeutisch wirksame Harnstoffkonzentrationen für Cremes liegen bei mindestens 5%, allerdings ist die Herstellung von Konzentrationen von mehr als 20% schwierig.

Durch diese Resultate ermutigt, wurden von uns auch andere Erkrankungen, die mit trockener Haut einhergehen, mit Harnstoffcreme behandelt. Sehr erfolgreich war die Behandlung der Neurodermitis mit einer Harnstoffcreme mit Hydrokortisonzusatz. Als Erhaltungstherapie wird danach, ohne den Kortisonzusatz, Harnstoff als Monotherapeutikum angewendet.

Der antipruritische Effekt der Substanz wurde von Raijka und unserer Arbeitsgruppe in einer kontrollierten experimentellen Studie bestätigt [2]. Grice et al. [3] unterstrichen ebenfalls den guten Therapieerfolg der Harnstoffcremes bei der Neurodermitis, wobei sie in Versuchsreihen zeigten, daß die Wasserbindungskapazität der Hornschicht nach dem Absetzen der Behandlung stufenweise abnimmt.

Ergebnisse

Bei trockener Haut ohne Entzündungsreaktion ist der Einsatz von Harnstoffcremes eine sinnvolle Therapiewahl. Diese verleihen der Haut ein kosmetisch vorteilhaftes Aussehen; man erhält ein mattes, natürliches Erscheinungsbild, das sich deutlich von dem glänzenden Aussehen der Haut unterscheidet, das man durch Behandlung mit fetthaltigen Salben erzeugt.

Im Falle der Psoriasis erreicht man bei der stark proliferierenden Epidermis mit Harnstoff nicht in jedem Fall ein gutes Ergebnis. Hier wird ein stärker wasserbindendes Präparat erforderlich. In einer systematischen, aber bisher unveröffentlichten Studie konnten wir zeigen, daß Natriumchlorid und Harnstoff bei der Hydratisierung der Haut einen synergistischen Effekt besitzen. Dieser äußert sich optimal, wenn man von beiden Stoffen gleich große Konzentrationen einsetzt [4]. Unsere wirksamste Hautcreme enthält jeweils 12% Natriumchlorid und Harnstoff. Zusammen mit Ditranol und einer UV-Behandlung ist diese Kombination bei Psoriatikern sehr hilfreich, wobei man diese auch als Monotherapie anwenden kann, wenn die Patienten mit einer funktionstüchtigen, aber unvollständig abgeheilten Haut zufrieden sind.

Eine weitere wichtige Indikation für die Anwendung der Harnstoffcremes besteht in der Prophylaxe des Handekzems bei Patienten, die mit ihren Händen häufig im Wasser sein müssen. In diesem Fall sollte man nach der Arbeit die Hände mit dieser Creme einreiben und so die Austrocknung der Haut verhindern.

Anwendungsempfehlung

Nach allgemeiner Auffassung erfolgt die Applikation der Harnstoffcreme direkt nach jedem Waschen oder Duschen. Bei Psoriasispatienten und solchen mit stark schuppenden Hautveränderungen muß die Anwendung mindestens zweimal täglich vorgenommen werden.

Bei Patienten, die in erster Linie unter dem Pruritus leiden, empfehlen wir gewöhnlich die Applikation der Harnstoffcreme, um so dem Kratzen der Haut und die Entstehung von Exkoriationen vorzubeugen.

Die Tatsache, daß man die Harnstoffcreme bei Ichthyose und bei trockener Haut der Hände anwenden kann, läßt sich dadurch erklären, daß der Effekt der Cremes selbstregulierend ist. Die Aufnahme der Substanz ist größer, wenn eine starke trockene Schuppenbildung vorliegt, als wenn es sich um eine annähernd normale Haut handelt. Wahrscheinlich bewirkt der Harnstoff eine Reduktion des Wasserdampfdrucks der Haut, wodurch eine übermäßige Hydratation vermieden wird.

Wie Dermatologen bereits früher festgestellt haben, enthält die gesunde Hornschicht zahlreiche wasserlösliche Stoffe, darunter auch Harnstoff. Im Gegensatz hierzu besitzen die trockenen Schuppen der Ichthyosepatienten und der Psoriatiker nur geringe Mengen dieser Stoffe. Insofern kann man den Einsatz von Harnstoff auch als Substitutionstherapie ansehen. Harnstoff ist eine Substanz am Ende einer Stoffwechselkette. Er enthält nur wenig, durch Mikroorganismen nutzbare chemische Energie und wirkt in hohen Konzentrationen antibakteriell und antimykotisch. Der Effekt ist bei Atopikern mit trockener Haut zur Infektionsprophylaxe ausreichend stark, nicht jedoch zur Behandlung von klinisch manifesten Infektionen, wie Impetigo und Mykosen.

Nebenwirkungen

Der Erfolg der Neurodermitis-Behandlung bestand in erster Linie in der juckreizhemmenden Wirkung, während andererseits als wesentliche Nebenwirkung brennender Schmerz bei Aufbringen der Harnstoffcreme auf exkoriierte oder erodierte Haut auftrat. Dieser Schmerz ist keine spezifische Nebenwirkung der Harnstoffpräparate. Wahrscheinlich hängt er mit der starken Hypertonizität der Wasserphase der Creme zusammen. Man kann ihn mit Natriumchlorid und anderen gut wassserlöslichen Stoffen ebenfalls provozieren.

Nach der klinischen Erfahrung kommt es bei Ekzempatienten, die mit einer fetthaltigen Salbe behandelt wurden, zu einer Auflockerung der epidermalen Barriere, wodurch die Harnstoffcreme vermehrt brennenden Schmerz verursachen kann. Wenn etwa eine stark fetthaltige Salbe wie Petrolatum verwendet wurde, ist es sinnvoller, zunächst für einige Tage eine Creme ohne Harnstoff einzusetzen, bevor diese Substanz auf die Haut gebracht wird.

Die Harnstoffcremes führen im Vergleich zu den Fettsalben zu keiner nennenswerten Auflockerung der Epidermis.

Besonders wichtig ist ein vorsichtiger Therapieeinstieg bei Kindern. Durch den brennenden Schmerz könnte man sonst erreichen, daß sie auf alle Cremes − nicht nur auf die auslösende Harnstoffcreme − ängstlich reagieren.

Schlußbemerkung

Nach unserer Auffassung stellt die Verwendung von Harnstoffcremes mit einer Harnstoffkonzentration zwischen 5% und 10% bei trockener Haut eine vorteilhafte Therapiemöglichkeit dar.

Prof. Dr. G. Swanbeck
Götborgs Sjukvard
Sahlgrenska sjukhuset
S-413 45 Göteborg

Therapeutisch nutzbare Eigenschaften von Harnstoff — Harnstoff in Kombination

*Harnstoff in Kombination mit Kortikosteroiden
zur Therapie von Ekzemen**

M. Drosner

Zusammenfassung

Zur lokalen Behandlung chronischer Ekzeme werden neben Teerzubereitungen auch weiterhin Kortikosteroid-Präparationen verwendet. Durch den Gebrauch von halogenierten Kortikosteroiden treten vermehrt lokale und systemische Nebenwirkungen auf. Dies führt oft zur Ablehnung der Behandlung durch Arzt und Patient. Um dieser Tendenz entgegenzuwirken, sollte eine lokale Steroidtherapie bei gleichbleibender therapeutischer Effektivität künftig weniger Nebenwirkungen zeigen. In der vorliegenden Arbeit wird entsprechend dieser Forderung eine Kombinationstherapie von 10% Harnstoff und 1% Hydrokortison in einer neuen galenischen Zubereitung für die subakute Phase der Ekzeme vorgeschlagen. Dieses Behandlungsverfahren wird mit der Monotherapie mit einem potenten Kortikosteroid (Hydrokortison-17-butyrat) am Krankheitsbild der Neurodermitis constitutionalis atopica verglichen. Der randomisierte, doppelblinde Halbseitenvergleich zeigt bezüglich Besserung der Symptomatik und Angaben zum klinischen Verlauf keine signifikanten Unterschiede zwischen beiden Präparaten. Die Hydrokortison-Harnstoff-Kombination verursachte im Gegensatz zum verwandten Monopräparat keinerlei Nebenwirkungen.

Summary

Tar distillates and topical corticosteroids are still being used to treat chronic eczema. With the use of halogenised corticosteroids local and systemic side-effects are increasing. There fore this both doctor and patient often reject treatment. To avoid this a local treatment with corticosteroids should be effective without having side-effects. In a double-blind investigation we compared a new preparation of 1% hydrocortisone plus 10% urea with hydrocortisone 17-valerate in the treatment of atopic dermatitis. There was no difference between the two preparations concerning the improvement of symptoms and the course of the disease. However, as opposed to the monopreparation, the combination of hydrocortisone and urea caused no side-effects.

---
* Widmung: Herrn Prof. Dr. Dr. S. Borelli zum 65. Geburtstag

Bei der topischen Anwendung potenter Steroide zur Behandlung chronischer Ekzeme treten insbesondere bei Langzeit-Therapie unerwünschte lokale und systemische Nebenwirkungen auf (Tabelle 1). Dies führt oftmals zu einer übertriebenen Zurückhaltung bei der Verwendung von Kortikosteroid-Präparationen bei Arzt und Patient, sie werden nur zögernd verordnet und vom Patienten zunehmend abgelehnt.

Tabelle 1. Kortikosteroid-Nebenwirkungen

Systemische Nebenwirkungen
- Cushingoid
- Hypokaliämie
- Osteoporose
- Diabetes mellitus
- Wachstumsstörungen
- Glaukom
- Steroidakne

Lokale Nebenwirkungen
- epidermale Atrophie
- Hypertrichose
- Steroidakne
- Striae rubrae distensae
- Teleangiektasien
- Rubeosis
- Dauererythem
- periorale Dermatitis
- Schwächung der Immunabwehr (Candidafollikulitis, Impetigo, Eczema molluscatum/herpeticatum)

Mangelnde Compliance

Neben Teerpräparationen sind zur lokalen Behandlung chronischer Ekzeme Kortikosteroid-Präparationen weiterhin indiziert. Um der mangelnden Compliance entgegenzuwirken, sollte eine lokale Steroidthrapie bei gleichbleibender therapeutischer Effektivität künftig weniger Nebenwirkungen zeigen. Diese Forderung bringt uns zu Harnstoff und Hydrokortison.

Keine Nebenwirkungen durch Hydrokortison

Selbst bei langfristiger Applikation des dem Körper eigenen Hormon entsprechenden, chemisch nahezu unveränderten Steroids Hydrokortison sind bisher keine Atrophien oder systemische Nebenwirkungen beschrieben worden [5, 13].

Andererseits besitzt Hydrokortison als Monopräparat eine relativ geringe Effektivität, wohingegen das nur durch ein Butyrat am Kohlenstoff-Atom 17 veränderte Hydrokortison (Hydrokortison-17-butyrat) bereits als stark wirksames Kortikosteroid gilt [3].

Dieser Unterschied erklärt sich durch die Abhängigkeit der Pharmakokinetik von der chemischen Struktur des Steroids (Abb. 1): Ist die 17-Hydroxyl-Gruppe wie beim Hydrokortison frei, so können die epidermalen Oxidasen das Steroid rasch abbauen. Ist sie verestert, gleichgültig ob die Verbindung fluoriert ist oder nicht, wird der lokale Abbau unmöglich, es kommt zur Wirkstoffanreicherung.

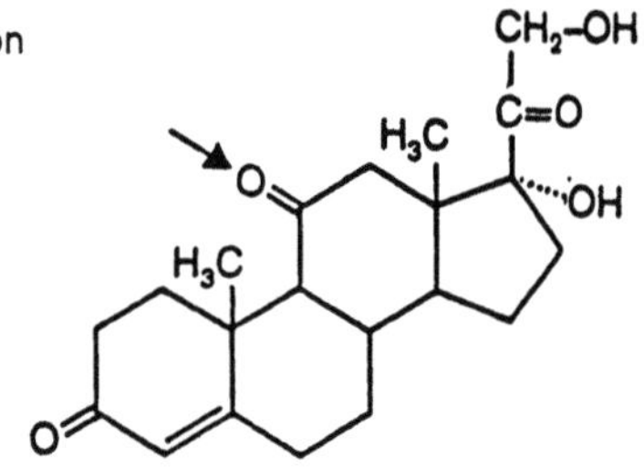

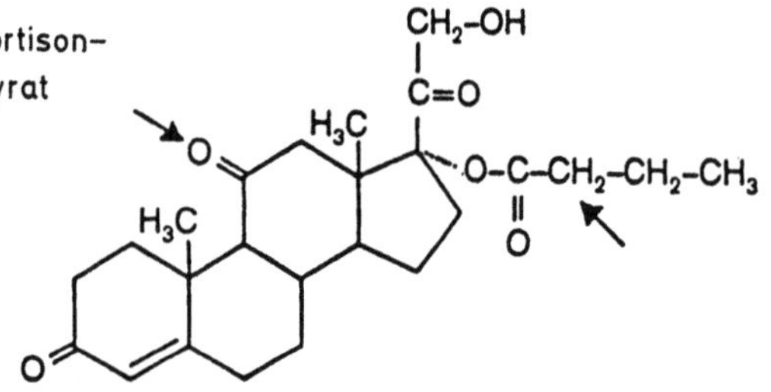

Abb. 1. Strukturformeln von Kortison, Hydrokortison und Hydrokortison-17-butyrat

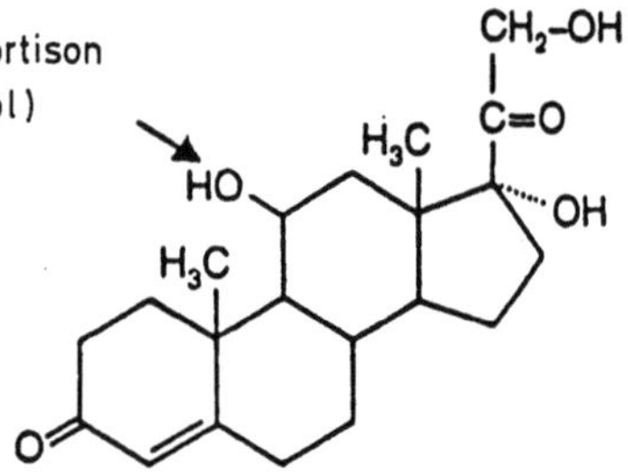

Penetrationserhöhung und Liberationssteigerung durch Harnstoff

Ein inzwischen bekanntes Verfahren, die Wirksamkeit des Hydrokortisons zu steigern, ist die Permeationserhöhung von Hydrokortison durch Zugabe von Harnstoff [9, 15]. Bei Verwendung von 1% Hydrokortison kombiniert mit 10% Harnstoff wird die Hydrokortison-Konzentration in Hornschicht, Epidermis und Dermis im Vergleich zu einer Hydrokortison-Zubereitung ohne Harnstoff auf über den doppelten Wert erhöht [18].

Durch den Zusatz von Harnstoff zu Kortikosteroid enthaltenden Dermatika konnte außerdem eine beträchtliche Liberationssteigerung des Steroids aus der Grundlage nachgewiesen werden [19].

Darüber hinaus sind es gerade die antiakantogenen, proliferationshemmenden [19], hydratisierenden [2, 6] und juckreizstillenden [17] Eigenschaften des Harnstoffs, die ihn für die Therapie der Neurodermitis besonders geeignet erscheinen lassen.

Wegen der Instabilität harnstoffhaltiger Hydrokortison-Zubereitungen war ihre Anwendung bislang jedoch begrenzt. Neben der Effektivitätssteigerung von Hydrokortison ist gerade bezüglich der topischen Ekzemtherapie eine sorgfältige Auswahl der Dermatikum-Grundlage wichtig, da sie den Behandlungserfolg entscheidend beeinflussen kann [14].

Vergleich Hydrokortison/Harnstoff mit Hydrokortison-17-butyrat

Zur Beurteilung der Wirksamkeit einer solchen Hydrokortison-Harnstoff-Zubereitung wurden von uns in einem doppelblinden Halbseitenvergleich 30 Neurodermitis-Patienten mit einer neuen galenischen Zubereitung einer Hydrokortison/Harnstoff-Kombination einerseits und einem gängigen potenten Steroid andererseits behandelt.

Die Gesamtdauer der Behandlung richtete sich nach dem Schweregrad der Erkrankung und betrug 2 bis 4 Wochen. Über die methodische Durchführung wurde bereits früher ausführlich berichtet [4].

Gleich gute Wirkung

Alle Beschwerden nahmen unter der seitengetrennten Behandlung sowohl mit der Hydrokortison/Harnstoff-Kombination als auch mit Hydrokortison-17-butyrat* gleichartig ab (Abb. 2). Im Gart's-Test zur Prüfung des Effekts einer Behandlungsart auf das Gesamtergebnis war kein statistischer Unterschied nachweisbar.

Wie die grafische Darstellung zeigt, verschwanden schwere Hautveränderungen bis auf einen Befund von Infiltration bereits innerhalb der ersten Behandlungswoche, die mittelstark ausgeprägten Dermatosezeichen verschwanden größtenteils bis zum Ende der zweiten Behandlungswoche. Bei Therapieabschluß waren fast nur noch leichte Hauterscheinungen feststellbar (Abb. 3). Die anfangs teilweise beobachtete raschere Befundverbesserung unter einer der beiden Salben glich sich im weiteren Verlauf aus.

Hydrokortison/Harnstoff-Kombination = Hydrodexan Salbe
Hydrokortison-17-butyrat = Alfason CreSa

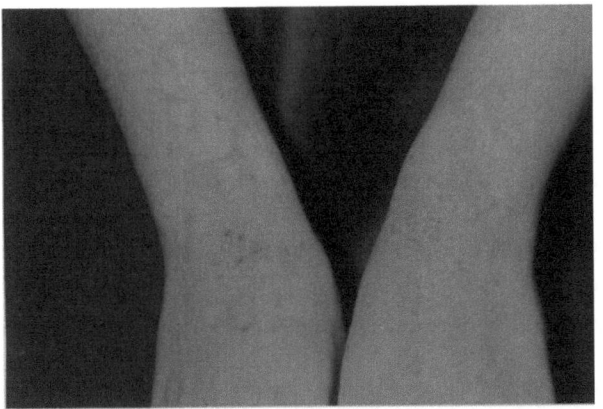
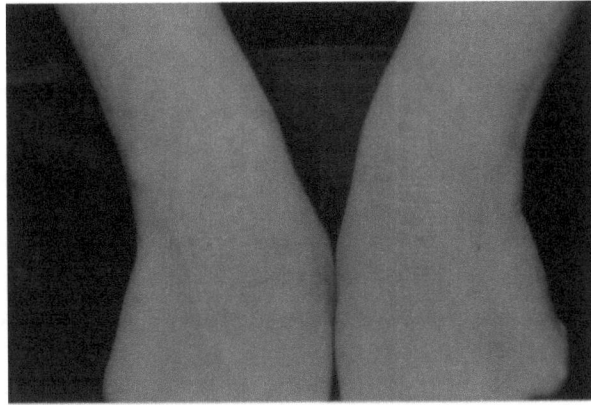

Abb. 2. Vergleich des Hautbefundes bei Neurodermitis vor (links) und nach (rechts) der halbseitigen Therapie mit Hydrokortison-Harnstoff bzw. Hydrokortison-17-butyrat

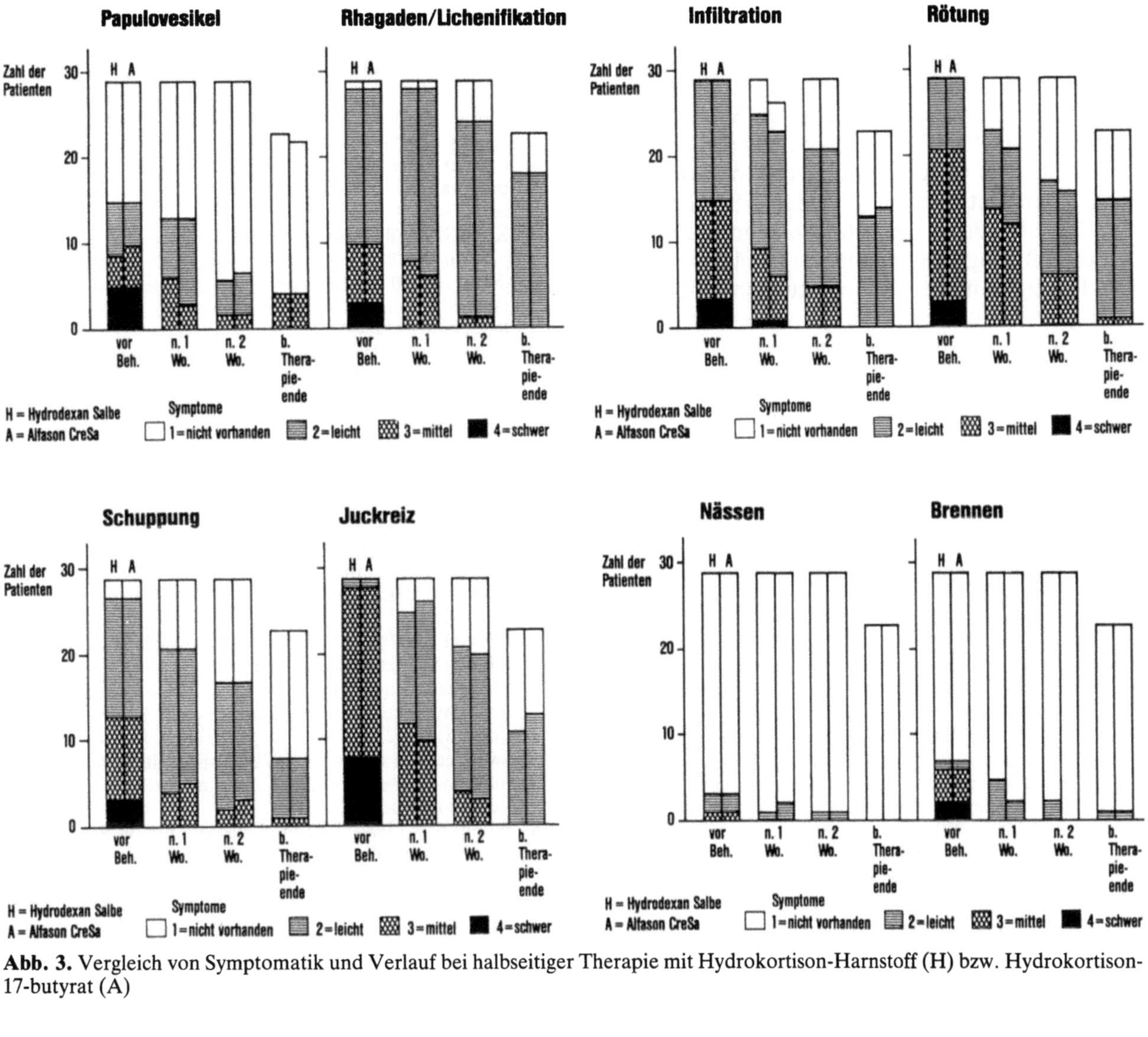

Abb. 3. Vergleich von Symptomatik und Verlauf bei halbseitiger Therapie mit Hydrokortison-Harnstoff (H) bzw. Hydrokortison-17-butyrat (A)

Keine Nebenwirkungen unter Hydrokortison/Harnstoff

Nebenwirkungen wurden nur für die mit Hydrokortison-17-butyrat behandelte Seite genannt: dreimal verstärkte Hautfragilität und Hautunterblutungen, einmal leichtes Brennen.

Für 9 Patienten bestand hinsichtlich der Verträglichkeit kein Unterschied zwischen den beiden Prüfsubstanzen, 7 Patienten hatten die Hydrokortison/Harnstoff-Kombination, 13 Patienten das Vergleichspräparat besser vertragen. Hinsichtlich der Kosmetik bestand eine leichte Bevorzugung der Hydrokortison-17-butyrat-Zubereitung.

Tabelle 2. Kombination von Kortikosteroiden mit Harnstoff im Vergleich mit Monopräparaten

Autor	Harnstoff	Kortikoid	Vergleich	Ergebnis
Almeyda [1] Jacoby [10] Khan [11]	10% Creme	1% Hydro-Kortison	0,1% Betamethason-17-valerat-Creme	gleichwertig
Drosner [4]	10% Salbe	1% Hydro-Kortison	1% Hydrokortison-17-butyrat-Creme/Salbe	gleichwertig
Ernst [5]	10% Creme	1% Hydro-Kortison	0,025% Triamcinolonacetonid-Salbe	gleichwertig
Gehrken [7]	10% Creme	1% Hydro-Kortison	0,05% Desonid-Creme	gleichwertig
Hersle [8] Ludvigsen [12]	10% HMB-Creme	1% Hydro-Kortison	0,1% Triamcinolonacetonid-Salbe	gleichwertig
Swanbeck [16]	10% Creme	1% Hydro-Kortison	0,025% Fluocinolon-acetonid-Creme	gleichwertig

Hydrokortison/Harnstoff-Kombination bevorzugt

Neben dem Vergleich mit Hydrokortison-17-butyrat liegen in der Literatur weitere Gegenüberstellungen zu potenten, oft fluorierten Steroiden vor [1, 5, 7, 8, 10, 11, 12, 16]. Auch in diesen Arbeiten konnte gezeigt werden, daß Hydrokortison/Harnstoff-Kombinationen in geeigneter Salbengrundlage mit als potent eingestuften Monopräparaten in der Wirkung weitgehend vergleichbar sind bei gleichzeitig weniger Nebenwirkungen (Tabelle 2).

Dies sollte bei einer länger dauernden (unter Umständen lebenslangen) topischen Ekzembehandlung mit Kortikosteroid-Präparaten berücksichtigt werden.

Literatur

1. Almeyda J, Burt BW (1974) Double blind controlled study of treatment of atopic eczema with a preparation of hydrocortisone in a new drug delivery system versus betamethasone 17-valerate. Br J Dermatol 91:579–583
2. Ayres PJW (1978) Pharmaceutical developments in the production of delivery systems for treating ichthyotic conditions. In: Marks R et al. (eds) The ichthyoses. MTP Press, Lancaster, pp 167–176
3. Becker W, Moebius UM (1983) Kortikosteroid-Externa. In: Becker W, Moebius UM (Hrsg) Transparenz-Telegramm, Fakten und Vergleiche für die rationale Therapie. ATI Arzneimittelinformation Berlin GmbH, Berlin (West), S 888–889
4. Drosner M, Gühring H (1987) Hydrokortison-Harnstoff bei Neurodermitis constitutionalis atopica – eine Doppelblindstudie. Dtsch Dermatol 35:1104–1114
5. Ernst T-M (1980) Zur Wirkungssteigerung des Hydrokortisons unter Harnstoffzusatz. Z Hautkr 55:806–812
6. Fiedler HP (1977) Harnstoff: Eigenschaften, Wirkung, Verwendung. Berufsdermatosen 25:63–66
7. Gehrken H, Müller J (1981) Ekzemtherapie mit Kortikosteroiden. Hydrokortison/Harnstoff – ein Weg zur Verminderung von Steroidschäden. Der informierte Arzt 9:78–81
8. Hersle K, Gisslén H (1972) Calmudid HC-Salbe – ein neues Prinzip in der Behandlung von chronischen, traumiterativen Handekzemen. Z Hautkr 47:571–573
9. Horsch W, Wolf B (1985) Harnstoff: Eine Übersicht unter besonderer Berücksichtigung seiner pharmazeutischen Verwendung und Analytik. Pharmazie 40:665–676
10. Jacoby RH, Gilkes JJH (1974) A new urea/hydrocortisone powder-cream compared with other topical corticosteroid preparations: a six-centre study. Curr Med Res Opin 2:474–481
11. Khan SA, Williamson DM (1977/78) A double-blind comparison of 1% hydrocortisone plus 10% urea („Alphaderm") and 0,1% betamethasone 17-valerate in the treatment of non-infective inflammatory dermatoses. Curr Med Res Opin 5:354–358
12. Ludvigsen KED, Gadborg E (1976) Treatment of Besnier's prurigo with lactic acid plus urea and hydrocortisone and triamcinolone acetonide. Ref Excerpta Med Dermatol Venereol 30:107
13. Raab W (1971) Nebenwirkungen der lokalen Kortikosteroidbehandlung. In: Raab W (Hrsg) Probleme der lokalen Kortikosteroidbehandlung. Dr. Alfred Hüthing, Heidelberg, S 70–75
14. Steigleder GK (1979) Endogenes Ekzem, atopische Dermatitis, Neurodermitis constitutionalis. In: Steigleder GK (Hrsg) Dermatologie und Venerologie. Thieme, Stuttgart, S 223–231
15. Stüttgen G (1984) Die Rolle des Harnstoffs in der Dermatologie. Schwerpunktmedizin 5:20–22
16. Swanbeck G (1968) A new treatment of ichthyosis and other hyperkeratotic conditions. Acta Derm Venereol (Stockh) 48:123–127
17. Swanbeck G, Rajka G (1970) Antipruritic effect of urea solutions: An experimental and clinical study. Acta Derm Venereol (Stockh) 50:225–227
18. Wohlrab W (1984) The influence of urea on the penetration kinetics of topically applied corticosteroids. Acta Derm Venereol (Stockh) 64:223–238
19. Wohlrab W (1988) Zur Verwendung von Harnstoff in der Dermatologie. Dtsch Dermatol 36:528–538

Dr. M. Drosner
Dermatologische Klinik und Poliklinik
der Technischen Universität München
Biedersteiner Straße 29
D-8000 München 40

Harnstoff und Harnstoffkombinationen bei Ichthyosen

U. W. Schnyder

Zusammenfassung

Der Autor plädiert für eine differenzierte topische Behandlung von Ichthyosen. Bei den fünf Haupttypen dieser heterogenen Krankheitsgruppe ist heute Harnstoff das topische Basistherapeutikum. Der günstige Effekt des Harnstoffs beruht nicht nur auf der keratolytischen, sondern auch auf seiner wasserbindenden Wirkung. Ob auch die proliferationshemmende, penetrationsfördernde und antimikrobielle Wirkung des Harnstoffs bei gewissen Ichthyosetypen therapeutisch bedeutsam sind, bleibt zu untersuchen. Bei den Ichthyosen ohne entzündliche Komponente kann klinisch die Wirkung durch Kombination von Harnstoff mit Tretinoin verbessert werden. Je schwerer klinisch die Verhornungsstörung, desto eher ist additiv eine innere Behandlung mit Retinoiden indiziert.

Summary

The author recommends differentiated topical treatment of ichthyoses. At present, urea is the base curative for the five main types of this heterogenous group of diseases. Urea is not only effective as a keratolytic agent, but also in its ability to bind water. Whether the inhibition of proliferation, enhancement of penetration and the antimicrobial effects observed with urea are therapeutically important remains to be investigated. The combination of urea and tretinoin displays a beneficial effect on the clinical symptoms of nonerythematosus types of ichthyoses. The more severe the keratinization disorder, the sooner additional systemic treatment with retinoids is indicated.

Einleitung

G. Swanbeck [8] war wohl der erste, der Ichthyosen mit harnstoffhaltigen Cremes vom Typ einer W/O-Emulsion mit Erfolg behandelt hat.

Heute weiß man, daß bei Ichthyosen nicht nur die keratolytischen, sondern auch die wasserbindenden, möglicherweise auch die proliferationshemmenden, penetrationsfördernden und antimikrobiellen Eigenschaften des Harnstoffs für die klinisch gute Wirkung verantwortlich sind. Dies hat dazu geführt, daß Harnstoff bei den verschiedenen Ichthyoseformen heute gezielt, d.h. alleine oder in Kombination mit Tretinoin oder Milchsäure (Ac. lacticum), topisch eingesetzt wird.

Die fünf Haupttypen weisen klinisch einen unterschiedlichen Schweregrad auf (Tabelle 1). Die leichteste Ichthyose wird autosomal-dominant vererbt. Sie ist zugleich die häufigste Ichthyose mit einer Inzidenz von 1:300 bis 1:500. Die zweithäufigste Ichthyose wird rezessiv-x-chromosomal vererbt. Sie hat eine Inzidenz von ±1:6000 (männlichen Geschlechtes). Das klinische Verteilungsmuster ist ähnlich wie dasjenige der autosomal-dominanten Ichthyose, doch ist die Verhornungsstörung auffälliger und nicht saisonabhängig. Die schwersten Fälle gehen mit einer kosmetisch störenden braun-schwarzen rhomboiden Schuppenbildung einher (sog. Ichthyosis nigricans).

Tabelle 1. Expressivität der wichtigsten Ichthyose-Typen

Ichthyose	Expressivität
Autosomal-dominante Ichthyose	+
X-chromosomale Ichthyose	+(+)
Erythrodermie congénitale ichthyosiforme sèche	++(+)
Ichthyosis lamellosa	+++
Erythrodermie congénitale ichthyosiforme bulleuse	++++

Die drei weiteren nosologischen Haupttypen sind hingegen selten. Ihre Inzidenz wird auf 1:300000 bis 1:1000000 geschätzt. Nach neueren Untersuchungen von Williams und Elias [9] muß man von der klassischen Erythrodermie congénitale ichthyosiforme sèche (non bulleuse) aus klinischen und biochemischen Gründen die ebenfalls autosomal-rezessiv vererbte Ichthyosis lamellosa abtrennen. Letztere verläuft ohne entzündliche Erscheinungen. Die Verhornungsstörung ist schwerer als bei der nicht-bullösen Erythrodermie congénitale ichthyosiforme. Diese Ichthyose führt zu dermatogenen Kontrakturen und als Folge davon u.a. zur Ektropiumbildung. Die schwerste Form ist die bullöse Erythrodermie congénitale ichthyosiforme. Diese Verhornungsstörung ist in den Beugern hystrixartig. Die Neigung zu spontaner und traumatisch bedingter Blasenbildung nimmt mit zunehmendem Alter ab. Sie wird autosomal-dominant vererbt und geht mit einer blanden epidermalen Infektion einher, die zu einem

Tabelle 2. Labordaten der wichtigsten Ichthyose-Typen

Ichthyose-Typ	Histologie	Ultrastruktur	Zellkinetik	Biochemie
Autosomal-dominante Ichthyose	Retentionshyperkeratose Stratum granulosum fehlt!	Pathologisches Keratohyalin	im Normbereich	unauffällig
X-chromosomale Ichthyose	Retentionshyperkeratose Stratum granulosum vorhanden	kein Strukturdefekt	im Normbereich	Mangel an Steroidsulfate und Arylsulfatase C
Erythrodermie congénitale ichthyosiforme sèche	Proliferationshyperkeratose	kein Strukturdefekt	stark beschleunigt	n-Alkangehalt erhöht
Ichthyosis lamellosa	Hyperkeratose Akanthopapillomatose	nicht untersucht	im Normbereich	n-Alkangehalt im Normbereich
Erythrodermie congénitale ichthyosiforme bulleuse	Epidermolytische Hyperkeratose (granulöse Degeneration)	Verklumpung der Tonofibrillen	stark beschleunigt	n-Alkangehalt erhöht

widerlichen Foetor führt. Patienten mit dieser Krankheit leben nicht zuletzt wegen des mikrobiell-parasitär bedingten Foetors fast immer isoliert von der übrigen Gesellschaft.

Die fünf Haupttypen unterscheiden sich auch histopathologisch, ultrastrukturell, zellkinetisch und biochemisch (Tabelle 2).

Außer den fünf *Haupttypen* gibt es eine Reihe von ebenfalls nosologisch selbständigen Ichthyosen, auf die hier nicht weiter eingegangen werden kann. Sie sind außerordentlich selten und stellen spezielle Biotypen dar, die u.a. für das Verständnis der genetisch bedingten Verhornungsstörungen von Interesse sind.

Therapiekonzept bei den Ichthyosen

Die autosomal-dominante Ichthyose sollte ausschließlich topisch behandelt werden. Dies gilt auch für die Mehrzahl der x-chromosomal vererbten Ichthyosen. Nur bei den schweren x-chromosomal vererbten Ichthyosen muß die topische Behandlung eventuell mit einer inneren Therapie, sei es mit Etretinat, Isotretinoin oder Acitretin, kombiniert werden [1]. Ähnlich liegen die Verhältnisse bei der Erythrodermie congénitale ichthyosiforme sèche, da mit Retinoiden wohl die Verhornungsstörung, jedoch nicht die Erythrodermie, günstig beeinflußt werden kann [2, 4, 6]. Bei den lamellären Ichthyosen hingegen ist die Verhornungsstörung durch eine kombinierte äußere und innere Behandlung (letztere mit Retinoiden) besser in den Griff zu bekommen, als mit einer ausschließlich topischen Therapie. Sogar die dermatogenen Kontrakturen bilden sich unter aromatischen Retinoiden zurück. Die bullöse Erythrodermie congénitale ichthyosiforme kann – nach unserer Erfahrung – mit einer äußeren Behandlung allein nicht wesentlich beeinflußt werden. Will man die Verhornungsstörungen abbauen, müssen zusätzlich oral Retinoide eingesetzt werden. Sowohl Etretinat als auch Isotretinoin sind wirksam in einer Dosierung von durchschnittlich 0,80 mg pro kg Körpergewicht pro Tag. Die Sofort- und Langzeitnebenwirkungen sind zu beachten.

Harnstoff hat sich bei uns als externes *Basistherapeutikum* bei allen fünf Ichthyosetypen bewährt. Verwendet werden 10–12% Carbamid-Cremes (W/O). In Zürich gebrauchen wir Basodexan der Röhm-Pharma (Darmstadt) resp. der Firma Max Ritter (Zürich) sowie Carbamid-Creme der Firma Louis Widmer (Zürich). Bei der autosomal-dominanten Ichthyose bewirken wohl in erster Linie die keratolytischen und wasserbindenden Eigenschaften des Harnstoffs eine eindeutige klinische Besserung. Voraussetzung ist allerdings die tägliche Applikation der harnstoffhaltigen Creme. Stüttgen [7] hat schon 1962 darauf hingewiesen, daß Vitamin-A-Säure bei Ichthyosen lokal mit Erfolg eingesetzt werden kann. Kombinationspräparate, die sowohl Harnstoff als auch Vitamin-A-Säure enthalten, scheinen deshalb theoretisch sinnvoll und haben sich auch in der Praxis bewährt. Bei der x-chromosomal-rezessiven Ichthyose haben sich bei uns Kombinationspräparate von Harnstoff in einer Konzentration von 10–12% und Tretinoin in einer Konzentration von 0,03% bewährt [10]. Solche Präparate wirken auch gut bei den lamellären Ichthyosen. Keine eigene Erfahrung haben wir mit Kombinationspräparaten, die außer Harnstoff auch Milchsäure (Ac. lacticum) enthalten [5]. Bei Ichthyosen mit einer entzündlichen oder erythrodermatischen Komponente hingegen führen nach der Literatur [3] und eigenen Erfahrungen [10] Kombinationspräparate mit Tretinoin überdurchschnittlich häufig zu irritativen Erscheinungen. Bei solchen Ichthyosetypen sind u.E. reine harnstoffhaltige Cremes vorzuziehen (Tabelle 3).

Tabelle 3. Äußere Therapie der wichtigsten Ichthyose-Typen

Ichthyose-Typ	Urea	Tretinoin
Autosomal-dominante Ichthyose	+	(+)
X-chromosomale Ichthyose	+	+
Erythrodermie congénitale ichthyosiforme sèche	+	−
Ichthyosis lamellosa	+	+
Erythrodermie congénitale ichthyosiforme bulleuse	+	−

Literatur

1. Bruckner-Tuderman L, Sigg Ch, Geiger JM, Gilardi St (1988) Acitertin in the symptomatic therapy for severe recessive X-linked ichthyosis. Arch Dermatol 124:529−532
2. Gilardi St, Schibli H (1982) Possibilités thérapeutiques dans les ichtyoses et les états ichtyosiformes. Rev Med Suisse Romande 102:949−957
3. Krueger SS, Melk L, Kahn S (1972) Exacerbation of atopic Dermatitis; Production by topical Application of Retinoic Acid. Arch Dermatol 105:405−406
4. Peck GL, Yoder FW (1976) Treatment of lamellar ichthyosis and other keratinising dermatoses with an oral synthetic retinoid. Lancet II:1172−1174
5. Schlenzka K, Fügemann S, Bloch Y (1978) Vergleichende topische Behandlung schwerer Ichthyosisformen (Ichthyosis congenita und x-chromosomal hereditäre Ichthyosis) mit Vitamin-A-Säure und Milchsäure. Dermatol Monatsschr 164:689−695
6. Schnyder UW (1983) Les possibilités thérapeutiques des maladies héréditaires en dermatologie. Ann Dermatol Venereol 110:941−947
7. Stüttgen G (1962) Zur Lokalbehandlung von Keratosen mit Vitamin-A-Säure. Dermatologica 124:65−80
8. Swanbeck G (1968) A new treatment of ichthyosis and other hyperkeratotic conditions. Acta Derm Venereol (Stockh) 48:123−127
9. Williams ML, Elias PM (1985) Heterogeneity in autosomal recessive ichthyosis. Arch Dermatol 121:477−488
10. Würsch TG (1980) Topische Behandlung von vulgären Ichthyosen mit Carbamid und Vitamin-A-Säure-haltigen Externa. Schweiz Rundsch Med Prax 69:1060−1063

Prof. Dr. Dr. h.c. U. W. Schnyder
Direktor der Dermatologischen Klinik
Universitätsspital Zürich
Gloriastraße 31
CH-8091 Zürich

Harnstoff in Kombination mit Dithranol zur Therapie der Psoriasis vulgaris

B. Przybilla, P. Kaudewitz und K. Bieber

Zusammenfassung

Dithranol ist eines der wesentlichen Therapieprinzipien bei Psoriasis vulgaris. Die Anwendungsmöglichkeit von Dithranol im ambulanten Bereich ist jedoch durch die Verfärbung von Haut und Wäsche und das Risiko überschießender Hautirritationen eingeschränkt. Die Kombination von Dithranol mit Harnstoff verbessert die Wirkungs-Nebenwirkungs-Relation. Auch bei relativ niedriger Dithranolkonzentration (0,1%/0,2%) kann mit derartigen Kombinationspräparaten über mehrere Wochen wirksam behandelt werden. Dabei ist der Therapieerfolg im wesentlichen demjenigen einer Anwendung von Glukokortikosteroid-haltigen Externa vergleichbar.

Summary

Dithranol (anthralin) is one of the basic compounds used in the treatment of psoriasis vulgaris. However, in outpatients its use is largely restricted as it may cause discoloration of skin, clothes, and bedding as well as significant skin irritation. The combination of dithranol with urea results in a better benefit/side-effect ratio. Even at relatively low dithranol concentrations (0.1%/0.2%) combined preparations have been found to be effective over several weeks of application. The therapeutic results of such treatment are comparable to those of topical glucocorticosteroid preparations.

Einleitung

Die Behandlung der Psoriasis vulgaris stellt Arzt und Patient immer wieder vor Probleme. Das ideale Therapeutikum sollte einfach anzuwenden, gut wirksam und möglichst frei von unerwünschten Begleiteffekten sein. Ein diesen Anforderungen genügendes Verfahren ist bisher nicht verfügbar. In der Behandlung von Patienten mit Erkrankungen leichteren und mittleren Schweregrades stehen die äußerliche Anwendung von Glukokortikosteroiden oder Dithranol (1,8-Dihydroxyanthranol; Anthralin) sowie die Phototherapie im Vordergrund. Dabei stößt im ambulanten Bereich die Anwendung von Dithranol, das ansonsten der Vorstellung von einem idealen Psoriasis-Therapeutikum am nächsten kommen würde, wegen der Möglichkeit überschießender Hautreizungen und kosmetischer Beeinträchtigungen durch Verfärbungen häufig auf Schwierigkeiten. In den vergangenen Jahren konnten durch neue Ansätze die Möglichkeiten der Dithranolbehandlung erweitert werden.

Dithranol und Harnstoff

Dithranol hat vielfältige Wirkungen und führt unter anderem zu einer verminderten Mitoserate, zu einer Hemmung der RNS- und DNS-Synthese, zur Hemmung von Enzymsystemen der oxidativen Phosphorylierung und zur Reduktion abnorm hoher Polyamin- und cGMP-Spiegel; bisher ist allerdings unklar, welche Effekte für die antipsoriatische Wirksamkeit verantwortlich sind [1, 6.]

Bei äußerlicher Anwendung in der Psoriasis-Behandlung sind die Nebenwirkungen von Dithranol konzentrationsabhängig auf die Haut beschränkt. Die wesentlichste Nebenerscheinung ist die Entwicklung einer entzündlichen Hautreizung; weiterhin führen Oxidationsprodukte von Dithranol zu einer braunschwarzen Verfärbung der Haut und gegebenenfalls anliegender Kleidung oder Wäsche. Zur Verbesserung der Wirkungs-Nebenwirkungs-Relation haben sich vor allem die Kurzzeitbehandlung [19, 20] und die Anwendung der Substanz in niedriger Konzentration kombiniert mit Harnstoff bewährt.

Harnstoff (Urea, Carbamid) wirkt keratolytisch und penetrationsfördernd; weiter besitzt die Verbindung wasserbindende, juckreizstillende, epidermisverdünnende, proteolytische und antibakterielle Wirkungen [12, 23].

Über Vorteile einer kombinierten Dithranol-Harnstoff-Behandlung gegenüber der alleinigen Dithranol-Therapie bei Psoriasis vulgaris wurde von verschiedenen Untersuchern berichtet. So konnte im Vergleich zu einer alleinigen Dithranol-Behandlung durch Kombination mit Harnstoff in einer Konzentration von 10% ein günstigerer therapeutischer Effekt mit Reduktion der Behandlungsdauer erzielt werde [23, 24, 25]. Im Tierversuch ließ sich zeigen, daß der Zusatz von 17% Harnstoff zu einer 0,1%igen Dithranol-Zubereitung den proliferationshemmenden Effekt des Dithranols auf die Epidermis wesentlich steigert [26].

Therapeutische Wirksamkeit eines Kombinationspräparates mit Dithranol in niedriger Konzentration und Harnstoff

Seit einigen Jahren ist ein Kombinationspräparat, das 0,1% (bzw. 0,05%/0,2%) Dithranol und 17% Harnstoff in einer W/Ö-Grundlage enthält, zur Behandlung der Psoriasis vulgaris verfügbar (Handelsnamen in der Bundesrepublik Deutschland: Psoradexan [0,1% Dithranol] bzw. Psoradexan mite/forte [0,05/0,2% Dithranol]). In Halbseitenversuchen konnte die therapeutische Wirksamkeit dieses Präparates gegenüber der Dithranol-freien Grundlage gezeigt werden; dabei wurde überwiegend die Zubereitungsform mit 0,1% Dithranol eingesetzt [2, 18]. Die Behandlung war trotz des relativ niedrigen Dithranolgehaltes und ohne weitere Konzentrationssteigerung auch bei mehrwöchiger Anwendung antipsoriatisch wirksam. Von besonderem Interesse ist, daß dieses Kombinationspräparat bei Anwendung der Zubereitung mit 0,1% Dithranol im Vergleich zu alleiniger Behandlung mit 0,1% Dithranol in einer Standard-Pastenzubereitung (Lassar's Paste B.P.C.) bzw. mit 0,25% Dithranol in einer Creme-Grundlage therapeutisch nicht unterschiedlich wirksam war, aber signifikant weniger Hautirritationen sowie Verfärbung von Haut oder Wäsche verursachte [14, 15].

Vergleich von Dithranol-Harnstoff- und Glukokortikosteroid-Zubereitungen

In der äußerlichen Behandlung der Psoriasis vulgaris stellt die Anwendung fluorierter Glukokortikosteroide ein wesentliches therapeutisches Prinzip dar [4, 5, 17]. Dies gilt besonders für den ambulanten Bereich, wo die Anwendung Dithranol-haltiger Externa vor allem wegen der möglichen Verfärbung von Haut und Wäsche auf Schwierigkeiten stößt. Dabei ist aber die Glukokortikosteroid-Therapie der Psoriasis vulgaris nur in einem eng umgrenzten Rahmen möglich, da bei längerfristiger Anwendung mit den charakteristischen Nebenwirkungen dieser Substanzgruppe zu rechnen ist und weiterhin nach dem Absetzen ein rasches Rezidiv bzw. eine Exazerbation der psoriatischen Hautveränderungen möglich sind [4, 8, 22].

Unter diesem Aspekt erscheinen Dithranol-Harnstoff-Kombinationspräparate, die im Vergleich zur alleinigen Dithranol-Behandlung eine günstigere Wirkungs-Nebenwirkungs-Relation aufweisen, als interessante Erweiterung der therapeutischen Möglichkeiten bei Psoriasis vulgaris. In einer Reihe von Halbseitenuntersuchungen wurde die Wirksamkeit des oben genannten Dithranol-Harnstoff-Präparates (Dithranol 0,1%, in einer Studie Steigerung auf 0,2%; Harnstoff jeweils 17%) mit derjenigen von Glukokortikosteroid-Externa verglichen. Nach dreiwöchiger Behandlung von insgesamt 43 Patienten entsprach der Therapieerfolg auf den mit der Dithranol-Harnstoff-Zubereitung behandelten Körperhälften etwa 80% desjenigen einer Behandlung mit Clobetasolpropionat 0,05% [11]. In Studien mit sechswöchiger Therapiedauer unterschieden sich die Ergebnisse, die mit dem Dithranol-Harnstoff-Präparat und der äußerlichen Anwendung von Betamethasonvalerat 0,1% bzw. Betamethasondipropionat 0,05% erzielt wurden, nicht voneinander [7, 27].

In eigenen Untersuchungen wurde bei insgesamt 15 Patienten mit chronisch-stationärer Psoriasis vulgaris der therapeutische Effekt der Dithranol-Harnstoff-Kombination Psoradexan (Dithranol-Konzentration 0,1%; bei einem Patienten Steigerung auf 0,2%) mit der Wirksamkeit eines 0,25% Desoximetason enthaltenden Glukokortikosteroid-Externums verglichen [16]. In den zwei Therapiegruppen wurden sieben bzw. acht Verläufe ausgewertet. Im Gegensatz zu Halbseitenversuchen, bei denen zum einen Effekte auf der jeweils kontralateralen Seite durch zufälliges Verschmieren der Zubereitungen oder systemische Wirkungen nicht auszuschließen sind und zum anderen beabsichtigte oder unabsichtliche Abweichungen vom Therapieplan vorkommen können, entsprach dieses Vorgehen normalen Anwendungsbedingungen. Die Verläufe wurden über 4 Wochen verfolgt. Beide Therapieverfahren führten zu einer signifikanten Besserung der Krankheitserscheinungen. Weder im Hinblick auf die flächenmäßige Ausdehnung der psoriatischen Hautveränderungen noch die Score-Summen einer semiquantitativen Bewertung von Infiltration, Rötung und Schuppung bestand im Zeitverlauf zwischen den beiden Therapieformen ein signifikanter Unterschied. Die mittleren Score-Summen aus der Bewertung von Erythem, Infiltration und Schuppung der drei getrennt erfaßten Regionen Arme, Stamm und Beine sind in Abb. 1 wiedergegeben.

Dithranol-Harnstoff-Zubereitungen in Kombination mit Phototherapie

Das vor 35 Jahren von Ingram angegebene Kombinationsverfahren zur Psoriasis-Therapie, das Dithranol und Teeranwendungen sowie UV-Bestrahlungen umfaßt, hat vielfältige Abwandlungen erfahren, gehört vom Prinzip her jedoch weiterhin zu den Standardmethoden der Behandlung [9]. Für die Dithranol-Kurzzeitbehandlung konnte gezeigt werden, daß eine routinemäßige Kombination mit einer UVB-Phototherapie nicht zweckmäßig ist, da der Effekt der Einzelverfahren durch ihre gemeinsame Anwendung im allgemeinen nicht zu steigern ist [3, 21]. Zusätzliche UVB-Therapie scheint jedoch das rezidivfreie Intervall zu verlängern [13].

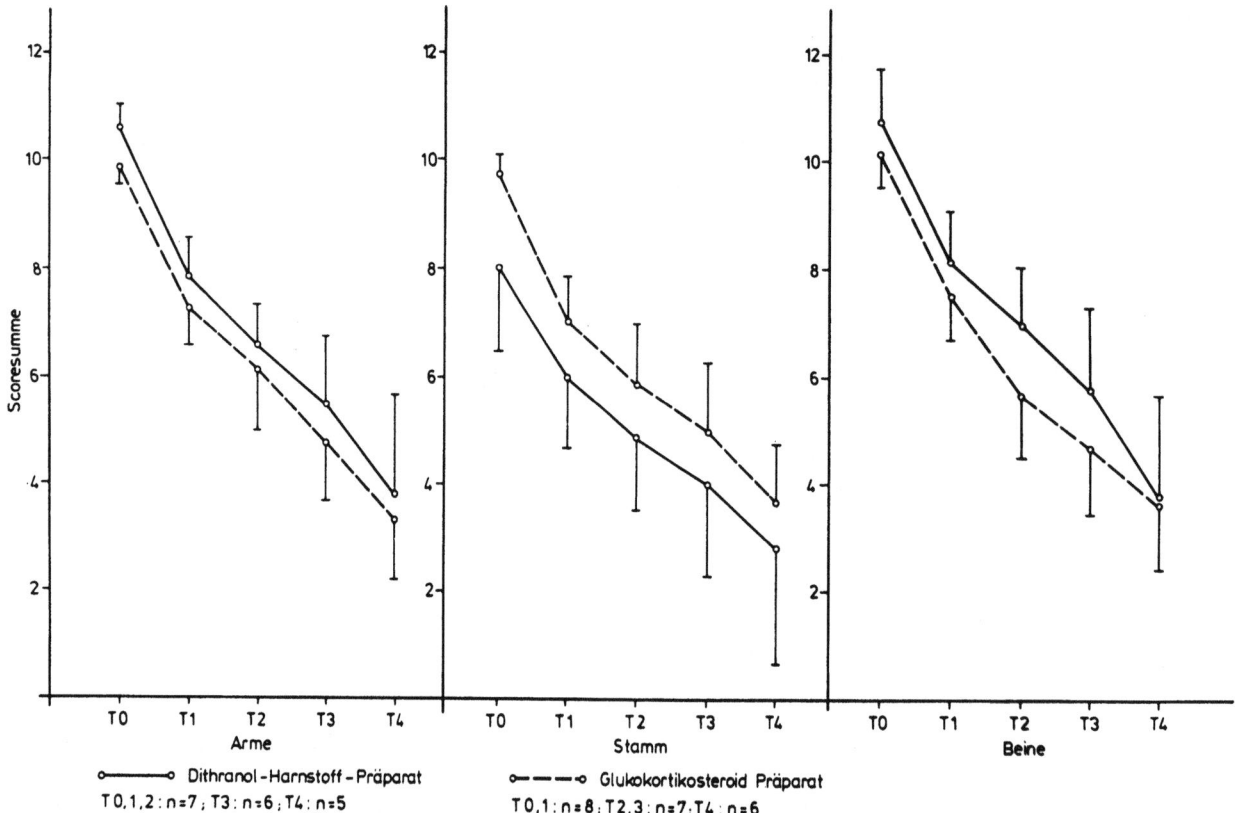

Abb. 1. Mittlere Score-Summen aus der Bewertung von Erythem, Infiltration und Schuppung über vier Wochen (T0 bis T4) bei Behandlung mit einer Dithranol (0,1%/0,2%)-Harnstoff (17%)-Zubereitung oder einem Desoximetason (0,25%)-haltigen Präparat. Dargestellt sind die Mittelwerte und der Standardfehler des arithmetischen Mittels. Score: 0 = nicht vorhanden; 1 = gering; 2 = mäßig; 3 = stark; 4 = sehr stark. Mit freundlicher Genehmigung des Grosse-Verlages aus [16].

Bei UVB-Phototherapie in Kombination mit einer Halbseitenbehandlung mit Dithranol (0,1%/ 0,2%)-Harnstoff (17%) (Psoradexan/Psoradexan forte) im Vergleich zu einer „Fettcreme" waren die auf der mit der Dithranol-Harnstoff-Zubereitung behandelten Körperhälfte erzielten Ergebnisse deutlich besser [10]. Die vorläufige Auswertung eigener Untersuchungen, bei denen an 14 Patienten eine UVB-Phototherapie in Verbindung mit der halbseitigen Anwendung von Dithranol(0,1%)-Harnstoff (17%) (Psoradexan) oder einer 10%igen Harnstoff-Zubereitung (Basodexan) erfolgte, ergab bisher keine wesentlichen Unterschiede hinsichtlich des Therapie-Effektes (Bieber und Przybilla, in Vorbereitung). Weitere Untersuchungen werden klären müssen, welchen therapeutischen Effekt Harnstoff-haltige Externa in Kombination mit einer UVB-Behandlung haben.

Schlußbemerkung

In der Behandlung der Psoriasis vulgaris leichteren und mittleren Schweregrades stellt die Anwendung von niedrig konzentrierten Dithranol-Zubereitungen in Kombination mit Harnstoff eine wertvolle Ausweitung der therapeutischen Möglichkeiten dar. Dies gilt vor allem für den ambulanten Bereich, wo durch die verbesserte Wirkungs-Nebenwirkungs-Relation die Dithranolbehandlung erleichtert wird.

Literatur

1. Ashton RE, Andre P, Lowe NJ, Whitefield M (1983) Anthralin: Historical and current perspectives. J Am Acad Dermatol 9:173–192
2. Benvenuti C (1984) Italian experience with psoradrate. Res Clin Forums 6(3):69–79
3. Boer J, Smeenk G (1986) Effect of short-contact anthralin therapy on ultraviolet B irradiation of psoriasis. J Am Acad Dermatol 15:198–204
4. Braun-Falco O, Plewig G, Wolff HH (1984) Dermatologie und Venerologie. Springer, Berlin Heidelberg New York Tokyo
5. Foged EK, Schmidt H (1984) Treatment modalities of psoriasis over a 6-year period (1975–1981). Dermatologica 168:90–93
6. Gorsulowsky DC, Voorhees JJ, Ellis CN (1985) Anthralin therapy for psoriasis. A new look at an old compound. Arch Dermatol 121:1509–1511
7. Hammershøy O (1984) A comparison between Psoradrate cream (dithranol 0.1%, 0.2%) and Diproderm cream 0.5% in the treatment of psoriasis. Res Clin Forums 6(3):93–96
8. Horwitz SN, Johnson RA, Sefton J, Frost P (1985) Addition of a topically applied corticosteroid to a modified Goeckerman regimen for treatment of psoriasis: effect on duration of remission. J Am Acad Dermatol 13:784–791

9. Ingram J (1953) The approach of psoriasis. Br Med J 2:591–594
10. Lehmann P, Hölzle E, Plewig G (1984) Combination therapy with UV-light and Psoradexan. Res Clin Forums 6(3):27–33
11. Mackey JP, Barnes J (1978) The treatment of active chronic psoriasis. A comparison of the effectiveness of a preparation containing 0.1% dithranol plus 17% urea (Psoradrate) and 0.05% clobetasol propionate (Dermovate). Clin Trials J 15:113–118
12. Müller KH, Pflugshaupt C (1979) Harnstoff in der Dermatologie. Zentralbl Haut Geschlechtskr 142:157–168
13. Paramsothy Y, Collins M, Lawrence CM (1988) Effect of UVB therapy and a coal tar bath on short contact dithranol treatment for psoriasis. Br J Dermatol 118:783–789
14. Peachey RDG, Burton JL (1982) A double-blind comparison of 0.1% dithranol and 17% urea (Psoradrate cream) and 0.25% dithranol in vanishing cream (Dithrocream) in the treatment of psoriasis. Clin Exp Dermatol 7:625–628
15. Portnoy B, Beck MH (1981) The treatment of active chronic psopriasis: A comparison of the effectiveness of a preparation containing. 0.1% dithranol and 17% urea in a cream base and 0.1% dithranol in Lassar's paste B.P.C. Acta Derm Venerol (Stockh) 61:459–461
16. Przybilla B, Kaudewitz P (1988) Ambulante äußerliche Behandlung der Psoriasis vulgaris: Vergleich der Wirksamkeit einer Dithranol- und einer Glukokortikosteroid-haltigen Zubereitung. Z Hautkr 63:60–62
17. Rassner G (1980) Psoriasis. In: Korting GW (Hrsg) Dermatologie in Praxis und Klinik. Thieme, Stuttgart, S 10.1–10.26
18. Rowland Payne CME, Black MM (1984) A controlled study of the efficacy of Psoradrate 0.1% versus its 17% urea base in the treatment of 24 patients with chronic psoriasis. Res Clin Forums 6(3):35–40
19. Runne U, Kunze J (1982) Short-duration („minutes") therapy with dithranol for psoriasis: a new out-patient regimen. Br J Dermatol 106:135–139
20. Schaefer H, Farber EM, Goldberg L, Schalla W (1980) Limited application period for dithranol in psoriasis. Preliminary report on penetration and clinical efficacy. Br J Dermatol 102:571–573
21. Schauder S, Mahrle G (1982) Kombinierte Einstundentherapie der Psoriasis mit Anthralin und UV-Licht. Hautarzt 33:206–209
22. Seville RH (1976) Relapse rate of psoriasis worsened by adding steroids to a dithranol regime. Br J Dermatol 95:643–646
23. Taube KM, Zaumseil RP, Wohlrab W, Reiss CJ (1981) Untersuchungen zur topischen Behandlung unter Harnstoffeinfluß. Dermatol Monatsschr 167:85–90
24. Taube KM, Fiedler H, Wohlrab W, Wozniak KD (1985) Untersuchung zur Kurzzeitbehandlung der Psoriasis vulgaris mit Dithranol unter Harnstoffzusatz. Dermatol Monatsschr 171:650–653
25. Taube KM, Hartmann C, Wohlrab W, Fiedler H (1987) Zum Einfluß von Harnstoff auf die stationäre Verweildauer von Patienten mit Psoriasis vulgaris bei Dithranolbehandlung. Akt Dermatol 13:191–193
26. Wohlrab W (1985) Wirkung von Dithranol auf die epidermale Proliferation unter Harnstoffeinfluß. Dermatol Monatsschr 171:85–90
27. Young MM (1979) The treatment of active chronic psoriasis. A single-blind comparison of 0.1% dithranol in a 17% urea base (Psoradrate) and 0.1% betamethasone 17-valerate. Clin Trials J 16:73–76

Dr. B. Przybilla
Dr. P. Kaudewitz
Dr. K. Bieber
Dermatologische Klinik und Poliklinik
der Ludwig-Maximilians-Universität
Frauenlobstraße 9–11
D-8000 München 2

Round Table (Kurzreferate)

Wassergehalt der Epidermis nach Salizylsäure- und Harnstoffbehandlung

I. Rácz, Gy. Soós und E. Jakab

Zusammenfassung

Der Wassergehalt der Epidermis wurde vor und nach einer dreistündigen, 4- bzw. 10tägigen Behandlung mit 10%iger Salizyl bzw. 10%iger Harnstoffsalbe bestimmt. Zur Messung diente der Corneometer CM 420 der Firma Schwarzhaupt Medizintechnik GmbH. Salizylsäure wurde an einem, Harnstoff am anderen Handrücken geprüft. Weder Salizylsäure noch Harnstoff schienen den Wassergehalt der gesunden Hautoberfläche signifikant zu beeinflussen, in zwei Fällen einer schwereren Hyperkeratose erhöhte Harnstoff den Wassergehalt stärker als Salizylsäure.

Summary

Water content of the epidermis was measured before and after a 3-h, 4-day, and 10-day treatment using 10% salicylic acid or 10% carbamide ointment. The measurement was performed using the Corneometer CM 420 from the firm „Schwarzhaupt Medizintechnik GmbH". Salicylic acid ointment was applied on one and carbamide ointment on the other back of the hand. Neither salicylic acid nor carbamide seem to influence significantly the water content of the healthy epidermis. In two patients with more severe hyperkeratosis carbamide increased the water content more than salicylic acid did.

Salizylsäure ist das klassische Keratolytikum in der Dermatologie. Seit Rattner [2] und Swanbeck [3] wird heutzutage auch Harnstoff in 10 bis 20%igen Salben zur Keratolyse eingesetzt. Ziel unserer Arbeit war der Vergleich der wasserbindenden Wirkung dieser beiden Keratinolytika, um die Wahl zwischen diesen zwei Mitteln im gegebenen Falle zu erleichtern.

Material und Methode

Testpersonen waren 11 hautgesunde Hausfrauen mit einer leichten irritativen Hyperkeratose und Trockenheit der Hände und 2 Männer mit Psoriasis und starker Para- und Hyperkeratose der Hände. Eine 10%ige Salizyl- und eine 10%ige Harnstoffsalbe wurden verglichen. Die Salbengrundlagen waren identisch, 6% Lanolin und 94% weiße Vaselin. Die Salizylsalbe wurde immer auf den linken, die Harnstoffsalbe auf den rechten Handrücken aufgebracht. Die Behandlung erfolgte 10 Tage lang mindestens zweimal täglich und nach jedem Händewaschen. Der Wassergehalt der Epidermis wurde vor der ersten Behandlung, 3 Stunden nach der ersten Behandlung, am vierten und am zehnten Tag gemessen. Die Hautoberfläche wurde eine Stunde vor jeder Messung mit DERMOWAS Syndet-Lösung abgewaschen. Die Bestimmung des Wassergehaltes der Epidermis erfolgte mit einem Corneometer CM 420 (Schwarzhaupt Medizintechnik GmbH). Das Meßprinzip beruht auf einer reinen Kapazitätsmessung über das Stratum corneum. Die elektrizitätskonstanten von Wasser und anderen Stoffen sind unterschiedlich. Ein entsprechend geformter Meßkondensator reagiert auf die in sein Meßvolumen eingebrachten Proben mit unterschiedlichen Kapazitätsänderungen. Diese werden vom Gerät automatisch erfaßt und im Anzeigefeld in Prozent Wassergehalt dargestellt.

Ergebnisse und Besprechung

Die Abbildung 1 zeigt die Durchschnittswerte des Wassergehaltes der Epidermis während der Salizylsäure- bzw. Harnstoffbehandlung (Abb. 1). Im

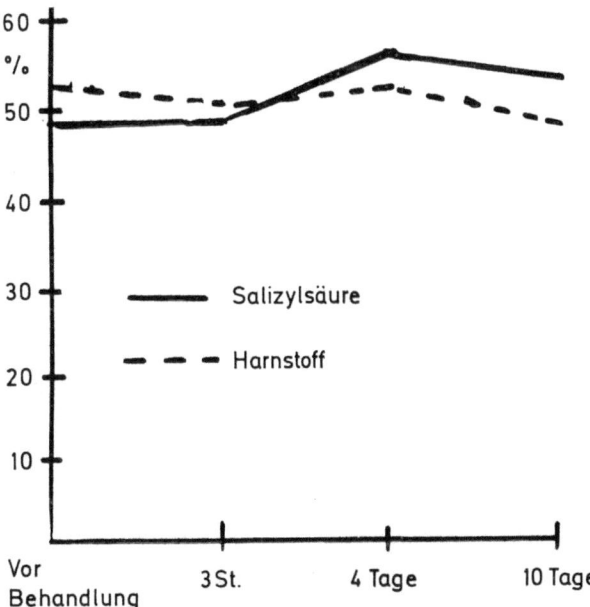

Abb. 1. Durchschnittswerte des Wassergehaltes der Epidermis vor und nach Behandlung mit Salizyl- bzw. Harnstoffsalbe

Gegensatz zu den einzelnen Meßwerten lassen die beiden Durchschnittswerte keinen wesentlichen Unterschied erkennen (Abb. 1 u. 2). Im unteren Drittel der Graphik zeigt sich nach Anwendung von Salizylsalbe ein sehr geringer Wassergehalt. Die Werte liegen bei Verwendung von harnstoffhaltiger Salbe durchweg höher. Die niedrigen Werte stammen von zwei Psoriatikern mit starker Para-Hyperkeratose. Die Werte der Hautgesunden zeigen eine wesentlich kleinere Streuung. In der gesunden, nur mäßig hyperkeratotischen Epidermis scheint also die Salizylsalbe eben so gut zu wirken wie die 10prozentige Harnstoffsalbe. In der stark para- und hyperkeratotischen Epidermis dagegen normalisiert Harnstoff den Wassergehalt besser und ist daher in der Therapie vorzuziehen. Eine Erklärung hierfür könnte vielleicht die Theorie von van Duzee sein, wonach Harnstoff durch Wechselwirkung mit den Proteinstrukturen der Hornschicht, andere Salze dagegen rein hygroskopisch wirken [1].

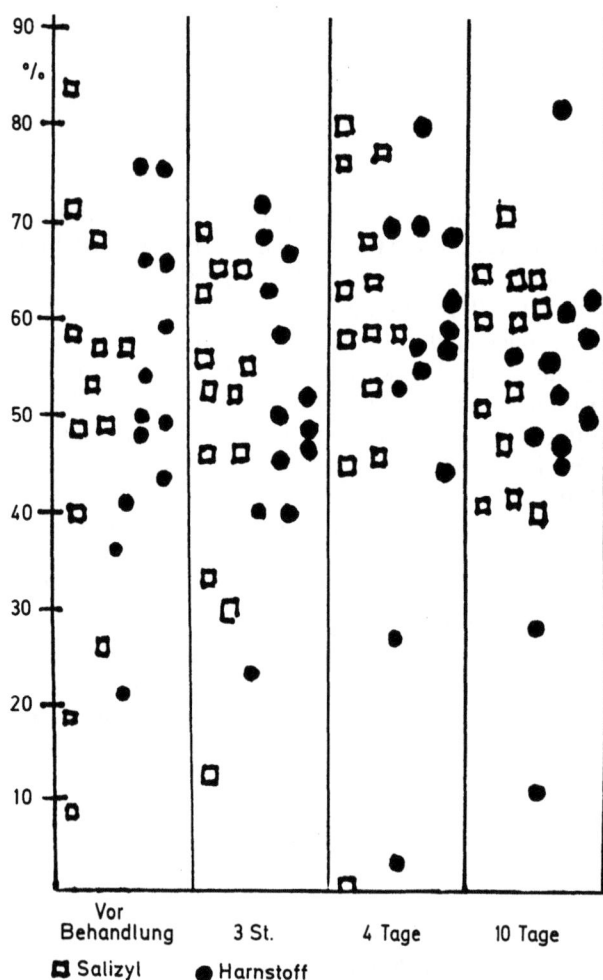

Abb. 2. Einzelne Meßwerte des Wassergehaltes vor und nach Behandlung mit Salizyl- bzw. Harnstoffsalbe

Literatur

1. Duzee BF van (1978) The influence of water content, chemical treatment and temperature on the rheological properties of stratum corneum. J Invest Dermatol 71:140–149
2. Rattner H (1943) Use of urea in hand creams. Arch Dermatol 48:47–49
3. Swanbeck G (1963) A new treatment of ichthyosis and other hyperkeratotic conditions. Acta Derm Venereol (Stockh) 43:123–128

Prof. Dr. I. Rácz
Dr. G. Soós
Dr. E. Jakab
Klinik f. Haut- und Geschlechtskrankheiten
der Semmelweis Universität
Mária u. 41
H-1085 Budapest

Harnstoff-Einfluß auf die epidermale Zellerneuerung gemessen mit einer nichtinvasiven Methode

J. M. Baló-Banga

Zusammenfassung

An 5 Probanden (2 Frauen und 3 Männern) wurde der penetrationsfördernde und Zellteilung-hemmende Effekt von 10%igem Harnstoff im Vergleich mit dem der Salbengrundlage und eines handelsüblichen Präparates (10% Harnstoff, 5% Milchsäure und 4,3% Betain = HMB-Creme) gemessen. Die Methode war die Dansylchlorid Fluoreszenz Testung am Unterarm gekoppelt mit einer quantitativen Auswertung. Nur durch HMB-Creme konnte eine deutliche penetrationsfördernde Wirkung bereits am 3. Tag und eine signifikant erhöhte Fluoreszenz am 6. Tag gezeigt werden.

Summary

On five subjects (2 women and 3 men) the penetration-promoting and cell division-blocking effect of 10% urea was measured and compared to that of the ointment base and a commercially available preparation (containing 10% urea, 5% lactic acid, and 4.3% betaine = ULB cream). The dansylchloride fluorescence detection technique coupled with quantitative evaluation on the lower arm was applied. Only ULB cream promoted penetration as early as day 3 and significantly increased fluorescence by day 6 as compared with controls.

Einleitung

Harnstoff ist eine vielfach in der Dermatologie eingesetzte Substanz.

Als Bestandteil einiger Kunstdünger führte er jedoch zu Hautirritationen, darunter auch in Form von Erythrodermien. Ein direkter Effekt auf die epidermale DNS-Synthese ließ sich aus der Arbeit von Wohlrab und Schiemann vermuten [8].

Bereits am 2. Tag nach Harnstoffkontakt war eine Verminderung der Zahl der DNS-synthetisierenden Zellkerne wahrnehmbar, die klinisch nach längeren Einwirkungszeiten zu einer Epidermisverdünnung von 30% führte. Die selbe Arbeitsgruppe zeigte, daß hierbei die Keratinsynthese nicht beeinflußt wurde. Die Epidermisverdünnung ließ sich beim Menschen noch 10 Tage nach dem Harnstoffkontakt nachweisen. Unverständlich war, daß im Vergleich zur 10%igen Harnstofflösung, die früher von Wick-Pharma (BRD) hergestellte HTH-Feuchthalteemulsion (Milchsäure, Betain, Glyzerylmonostearat, Zetylalkohol und Geruchsstoffe) inaktiv war. Weder eine Epidermisverdünnung noch eine Reduktion der DNS-synthetisierenden Basalzellen konnte nachgewiesen werden [7].

Wir stellten uns die Frage, ob wir mit einer indirekten nichtinvasiven Methode zum Nachweis der Zellerneuerung in der Haut (quantitative Messung der Abschuppung) nach der Applikation von Harnstoff und einem handelsüblichen Präparat, HMB-Creme*, Unterschiede finden würden.

Methode

Die Methode zur Messung der Hornschichterneuerung [3] erfolgte in modifizierter Form.

Bei 5 gesunden Versuchsprobanden, 3 Männern und 2 Frauen (Durchschnittsalter: 40,6 ± 9,3 Jahre, Bereich 31–55 Jahre) brachten wir an 3 Stellen 5%iges Dansylchlorid (1-Naphthalenesulfonyl-Chlorid, Aldrich-Chemie, Steinheim BRD) in gleichen Mengen flüssigem und festem Paraffin gelöst auf eine 3,5 cm^2 große Fläche der Beugeseite des linken Unterarmes auf. Die Stellen wurden durch Okklusiv-Verband mittels Parafilms für 18 Stunden bedeckt. Nach dessen Entfernung wurden die Stellen (Reihenfolge: von oben nach unten) täglich 2mal mit folgenden Substanzen behandelt.

a) HMB*-Creme (Calmurid),
b) Ung. Hydrosum [1],
c) 10%igem Harnstoff in Ung. Hydrosum.

An den Tagen 1, 3, 6, 8 wurden die so behandelten Flächen mit einer homogen strahlenden Schwarzlichtquelle (Medicor, Typ FFA 122, Ungarn), Wellenlänge 365 nm aus einer Entfernung von 5–6 cm bestrahlt und aus einer Entfernung von 22 cm mit einem UV-Filter-Aufsatz photographiert (Agfa DX Chrome CT 100 Diapositive). Mit einem Vergrößerungsprojektor (Zeiss, Jena) wurden die gelben Flächen, nach der Filmentwicklung auf Papier mit standardisierter Schichtdicke

---

* Harnstoff 10 g, Milchsäure 5 g, Betain 4,3 g, Amphisol, Cholesterin, Adeps solidus, Monostearin, Natriumchlorid, destilliertes Wasser q.s. auf 100 g [2]

projiziert und gravimetrisch bestimmt. Unterschiede im Vergrößerungsfaktor wurden korrigiert. Danach wurden die Flecken einzeln ausgeschnitten und in der 1 cm Makroküvette eines Jobin Yvon (Typ JY 101, Frankreich) Spektrophotometers bei verschiedenen Wellenlängen (430, 650, 700 nm) quantitativ ausgewertet. Die Quotienten der optischen Dichten (650/430 nm bzw. 700/430) wurden berechnet. Die statistische Bewertung der Ergebnisse wurden mittels Student's t-Test durchgeführt.

Bei einem Probanden wurde am 3. Tag nach der Behandlung mit Ung. Hydrosum, der Salbengrundlage, eine Biopsie mit einer 6 mm Stanze durchgeführt. Der daraus gewonnene Gefrierschnitt wurde mit einem entsprechenden Gefrierschnitt eines gesunden unbehandelten Patienten verglichen.

Der Hauttyp wurde, internationalen Richtlinien entsprechend [4], in einer I-VI Skala angegeben.

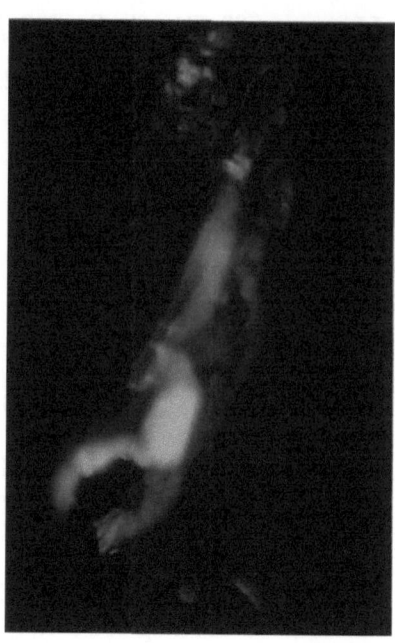

Abb. 2. Fluoreszenz-Mikrophoto aus einer Dansylchlorid-behandelten Stelle des Unterarms (Vergrößerung × 400)

Ergebnisse

Die Abb. 1 zeigt die Dansylchlorid-Fluoreszenz am 6. Tag der Behandlung. Es sind deutliche Unterschiede zwischen den einzelnen Flecken zu sehen. Die Abb. 2 zeigt die Fluoreszenz der Hornschicht als auch die des Haares und der Talgdrüse.

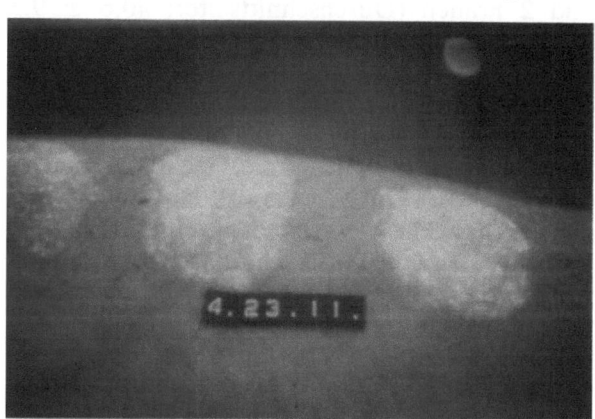

Abb. 1. Die Fluoreszenz des Dansylchlorids am 6. Tag

Die letzteren beiden Gebilde waren negativ in den unbehaltenden Personen. Auch in den Gefäßwänden der Dermis war spezifische Fluoreszenz durch Dansylchlorid zu beobachten. Die Autofluoreszenz des Kollagens war durch intensivere Fluoreszenz ersetzt.

Die Abb. 3 zeigt, daß die Flächengröße vom ersten bis zu dritten Tag an allen behandelten Stellen zunahm, danach zurückging (bis zum 8. Tag). Die stärkste Zunahme zeigte die mit HMB-Creme* behandelte Stelle. Der Unterschied zu

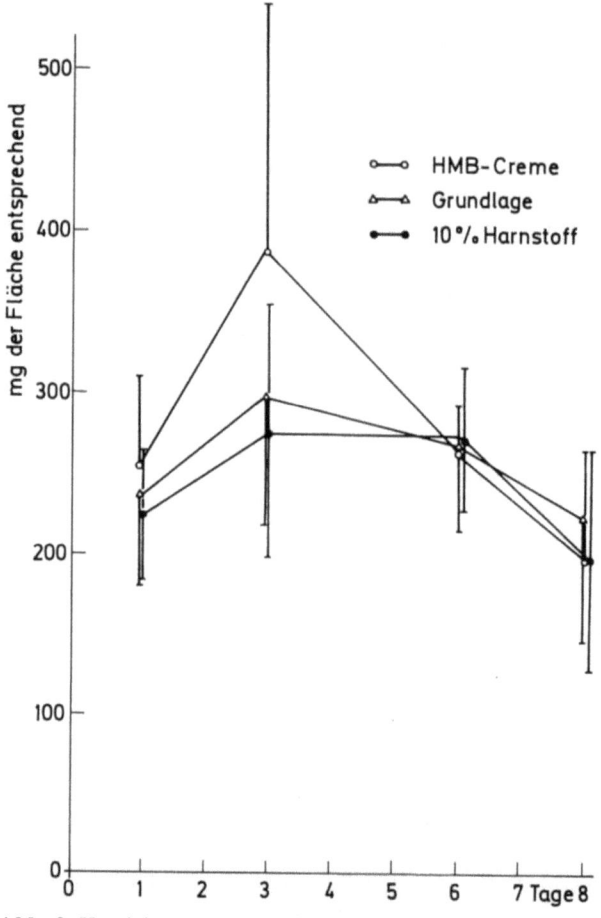

Abb. 3. Korrigierte „Fleckgrößen" gravimetrisch gemessen in der Funktion der Zeit und der Behandlungen am Unterarm

Tabelle 1. Meßwerte und Quotienten in Abhängigkeit vom Hauttyp

Substanzen			Ung. Hydrosum[xx]/Kontrolle					10% Harnstoff in Ung. Hydrosum					[xxx]HMB-Creme				
Proband		nm	430	650	700	650	700	430	650	700	650	700	430	650	700	650	700
No	Geschl.	Hauttyp	O.D.	O.D.	O.D.	430	430	O.D.	O.D.	O.D.	430	430	O.D.	O.D.	O.D.	430	430
1	F	I–II	0,53	0,69	0,56	1,30[x]	1,06	0,61	0,79	0,63	1,30[x]	1,03	0,65	0,90	0,75	1,38[x]	1,15
2	F	I–II	0,57	0,67	0,55	1,18[x]	0,96	0,69	0,85	0,68	1,23[x]	0,99	0,68	0,95	0,76	1,40[x]	1,12
3	M	II–III	0,82	1,2	0,85	1,46	1,04[x]	0,95	1,47	1,05	1,55	1,11[x]	0,70	1,25	0,98	1,79	1,40[x]
4	M	II	0,62	0,78	0,7	1,26[x]	1,13	0,72	0,95	0,90	1,32[x]	1,25	0,82	1,20	1,10	1,46[x]	1,34
5	M	IV	1,2	00	1,8	–	1,50[x]	00	00	00	1,0	1,0[x]	1,7	00	2,5	–	1,47[x]
Durchschnitt:						1,26[x]					1,19[x]					1,42[x]	
Standardabweichung:						0,17					0,14					0,04	
Standardfehler:						0,08					0,06					0,02	

|⎣_____n.s._____⎦ ⎣_____$P < 0,05$_____⎦|
|⎣_____ $0,1 > P > 0,05$ _____⎦|

O.D. = Optische Dichte
[x] die bei Berechnung verwendeten Werte
[xx] Lanalcolum: 3,6 g, Alcoholum cetylstearylicum 1,8 g, Vaselinum album ophthalmicum 7,2 g, Vaselinum album 47,4 g, Destilliertes Wasser 40 g, Wasserbindungskapazität = 50%
[xxx] Zusammensetzung s. im Text

der mit Ung. Hydrosum (Salbengrundlage) behandelten Fläche war eben noch statistisch signifikant ($0,1 > p > 0,05$).

Die Lichtemissions-Meßwerte des Dansylchlorids am 6. Tag sind für die 5 Probanden in der Tabelle 1 zusammengefaßt. Die Auswertung wurde mit 4 Sekunden lang exponierten Filmen durchgeführt. Die durch UV-Licht angeregte gelbe Strahlung lag bei 430 nm. Der rötlich-violette Grundton wurde photometrisch korrigiert, mit rotem Licht der Wellenlänge 650–700 nm. Je dunkler dieser Grundton war, bestimmt durch den Hauttyp des Probanden, eine umso größere Wellenlänge wurde benötigt, um die Differenzen der Meßwerte bei 430 nm durch Errechnung von Quotienten beibehalten zu können. Bei den Hauttypen I–II (Probanden 1, 2, 4) sind wir deshalb vom Meßquotienten 650/430 nm bei der Berechnung ausgegangen, und bei den Hauttypen III–IV (Probanden 3, 5) vom Meßquotienten 700/430. Beim Vergleich der Meßwerte von 430 nm (Durchschnittswerte sind in der Tabelle 1 nicht angegeben) zeigte sich keine signifikante Veränderung zwischen der Kontrolle und der Salbe mit 10%igem Harnstoff. Die Extinktion der mit HMB-Creme behandelten Stellen war jedoch um 22% gegenüber der Kontrollen erhöht. Der Unterschied war signifikant ($p < 0,05$). Die korrigierten Werte waren in der HMB-Gruppe um 13% größer als bei den Kontrollen (statistisch eben noch signifikant, Tabelle 1).

Diskussion

Die Zeit bis ein Farbstoff, der sich selektiv an die Hornschicht bindet, verschwindet, ist ein Maß für die Zellerneuerung. Sie hängt von der Zellteilungsrate im Stratum germinativum ab [3]. Dansylchlorid, ein nicht sensibilisierender Farbstoff, zeichnet sich durch seine große Stabilität und seine selektive Bindung an die Amino-Gruppen der Proteine aus. Es ist weder in Wasser noch in anderen herkömmlichen Lösungsmitteln löslich. Die hier angeführte klinische Methode kann daher die Markierung von Keimzellen mit radioaktivem Thymidin, oder das Auszählen von Mitosen in histologischen Schnitten ersetzen. Berücksichtigt werden müssen hierbei jedoch Köperregion und Alter der Patienten [6].

Die kürzesten Zeiten für die Zellerneuerung (18,5 Tage) wurden am Unterarm gemessen. Unsere Studie konnte aus meßtechnischen Gründen nicht über diesen Zeitraum hinaus verlängert werden. Wir können bei Annahme eines linearen Abfalls der Fluoreszenz aus den Werten am 6. Tag auf eine 11tägige Verlängerung der Färbung, d.h. auf eine ungefähr 60%ige Hemmung der epidermalen DNS-Synthese durch HMB-Creme schließen.

Merkwürdigerweise konnte dieses Ergebnis mit 10% Harnstoff allein nicht erzielt werden. Höchstwahrscheinlich ist Ung. Hydrosum, die Salbengrundlage, keine geeignete Substanz für die Entfaltung des Harnstoff-Effektes. Die penetrationsfördernde Wirkung der aktiven HMB-Creme konnte bereits am 3. Tag durch die Ausbreitung des Fleckes gezeigt werden (Abb. 3). Dieser Effekt war bei den anderen beiden Präparaten nur unbedeutend.

Die Bindung der Marker-Substanz Dansylchlorid an die Hornschicht und an das Keratin wurde auch in dieser Studie bestätigt. Die Verminderung der Fluoreszenz ist aber laut unseren Untersuchungen nicht zur Gänze der Abschuppung, sondern auch einem Transport auf transfollikulärem

Wege zuzuschreiben. Diese Frage bedarf einer weiteren Klärung. Die Hauttyp-Abhängigkeit der Meßergebnisse wird ferner auch durch die Tatsache untermauert, daß die Probanden 1–4 dem kaukasischen Typ, Proband 5 dem Mittelmeer-Typ angehörte.

Literatur

1. Formulae Normales Editio VI. (1987) Medicina, Budapest, S 442
2. Hellgren L, Larsson K (1974) On the effect of urea on human epidermis. Dermatologica 149:289–293
3. Jansen L-H, Hojyo-Tomoko M-T, Kligman A-M (1974) Improved fluorescence staining technique for estimating turnover of the human man stratum corneum. Br J Dermatol 90:9–12
4. Melski J-W, Tanenbaum L, Parrish J-A et al. (1977) Oral methox salen en photochemotherapy for the treatment of psoriasis. A cooperative clinical trial. J Invest Dermatol 68:328–335
5. Müller K-H, Pflugshaupt Ch (1980) Harnstoff in der Dermatologie. Zentralb Haut 142:157–168
6. Roberts D, Marks R (1980) The determination of regional and age variations in the rate of desquamation: A comparison of four techniques. J Invest Dermatol 74:13–16
7. Wohlrab W (1977) Die therapeutische Harnstoffwirkung auf der Haut. Dermatologica 155:97–107
8. Wohlrab W, Schiemann S (1976) Untersuchungen zum Mechanismus Harnstoffwirkung auf der Haut. Arch Dermatol Res 255:23–30

Dr. J. M. Baló-Banga
Klinik f. Haut- und Geschlechtskrankheiten
der Semmelweis Universität
Mária u. 41
H-1085 Budapest

Verbesserung der Hautfeuchte und des Hautreliefs unter Harnstofftherapie

M. Puschmann und K. Gogoll

Zusammenfassung

An einem größeren hautgesunden Probandenkollektiv und an Neurodermitis-Patienten konnte eine signifikante Erhöhung der Hautfeuchtigkeit und eine deutliche hautglättende Wirkung einer harnstoffhaltigen Creme gegenüber unbehandelt und gegenüber der Grundlage experimentell belegt werden. Die Wirkung ist sowohl nach einmaliger Applikation (Kurzzeit-Effekt) aus auch nach therapieorientierter, mehrmaliger Anwendung (Langzeit-Effekt) nachweisbar. Eine regelmäßige, praxisgerechte Anwendung einer harnstoffhaltigen Creme steigert den Feuchtigkeitsgehalt der Haut und verbessert die Hautglättung signifikant im Vergleich zu vorher, zur unbehandelten Haut und zur Placebo-Zubereitung.

Summary

A significant increase in skin moisture and an improvement in skin smoothness after application of a urea-containing cream was noticed in a large number of volunteers with healthy skin and in neurodermitis patients compared with untreated skin and with vehicle. The effect was shown after one application (short-term test) as well as after repeated application (long-term test). Regular application of preparation containing urea increases the moisture of a the skin and improves the skin's smoothness compared with its previous condition, with untreated skin, and with placebo preparations.

Die physiologische Verbindung Harnstoff (z.B. 7% der natürlichen Feuchtigkeitsfaktoren der Haut, NMF [1]) ist eine seit langem bekannte, wichtige Substanz in der Dermatologie. Der therapeutische Einsatz läßt sich durch ein breites Wirkungsspektrum untermauern. In der vorliegenden Studie haben wir den Einfluß des Harnstoffs auf Hautfeuchte und Hautrelief experimentell untersucht.

Material und Methoden

Geprüft wurden eine 5%ige harnstoffhaltige Creme und die entsprechende wirkstofffreie Plazebo-Zubreitung. Die Creme stellt eine mit Silikon versetzte Emulsion vom Typ O/W dar.

Zunächst wurde an einem großen Probandenkollektiv mit gesunder Haut (n = 51) der Einfluß der harnstoffhaltigen Präparation auf Hautfeuchte und Hautglätte nach einmaliger Behandlung (Kurzzeit-Test) und nach mehrmaliger Anwendung (Langzeit-Test) untersucht. Anschließend wurden zur Erhärtung der Resultate die experimentellen Bestimmungen an Neurodermitis-Patienten durchgeführt.

Die Bestimmung der Hautfeuchte [2] erfolgte durch Messung der Dielektrizitäts-Konstanten (DK) mit dem Corneometer CM 420 (Fa. Schwarzhaupt, Köln). Hierbei wird die Hautfeuchte über eine kapazitive Messung bestimmt. Der Wassergehalt der Hornschicht ist proportional der Kapazitätsänderung.

Die Ermittlung der Hautreliefs [3] wurden mit Hilfe des Oberflächenmeßgerätes Hommel Tester T 20 (300 µm Oberflächentester, Hommelwerke, Schwenningen) durchgeführt. Dazu wurden Hautabdrücke aus Silikon-Abdruckmasse (Xantopren blau, Bayer AG) plus Härter (Elastomer Activator, Bayer AG) hergestellt und vermessen. Zur Auswertung wurden die beiden, nach DIN 4768 definierten Oberflächenparameter R_z, gemittelte Rauhtiefe, und R_a, arithmetischer Mittenrauhwert, herangezogen.

Von den Einzelwerten jeder Meßreihe wurden die Mittelwerte mit Standardabweichung gebildet. Eine Signifikanzbetrachtung erfolgte mittels Student's t-Test [4], wobei die Creme-Präparation gegenüber der Plazebo-Zubereitung und gegenüber der unbehandelten Haut statistisch verglichen wurde.

Ergebnisse

Abbildung 1 zeigt die Ergebnisse des Kurzzeit-Versuchs, in dem die Hautfeuchte in viertelstündigen Abständen 1 Stunde nach Applikation der Präparationen bestimmt wurde. Während die Werte des unbehandelten Kontrollfeldes geringfügig um einen Mittelwert schwanken, zeigt die Plazebo-Zubereitung gegenüber der unbehandelten Haut bereits eine signifikante Erhöhung der Hautfeuchte, die durch Harnstoff-Zusatz weiter signifikant gesteigert wird. Das Prüf-Präparat weist über den gesamten Beobachtungszeitraum

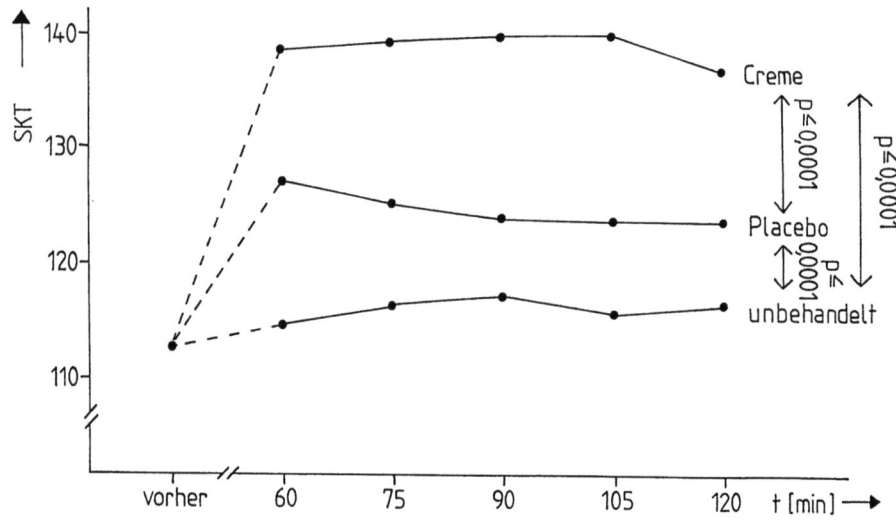

Abb. 1. Zeitlicher Verlauf der Hautfeuchte nach Applikation der Präparate an hautgesunden Probanden (Kurzzeitversuch, n = 35)

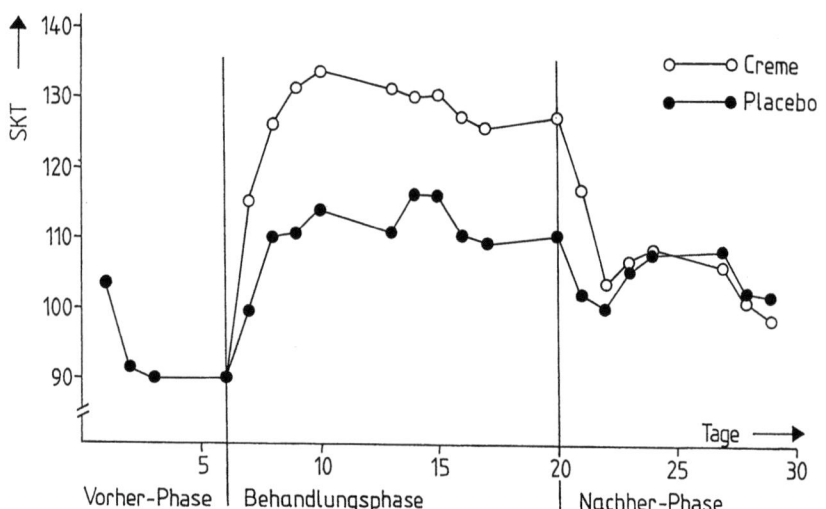

Abb. 2. Zeitlicher Verlauf der Hautfeuchte nach Applikation der Präparate an hautgesunden Probanden (Langzeitversuch, n = 6)

sowohl gegenüber der unbehandelten Haut als auch gegenüber der Grundlage eine signifikante Steigerung der Hautfeuchte auf, die auf dem 0,01%-Signifikanzniveau statistisch gesichert ist.

Abbildung 2 zeigt den Verlauf der Hautfeuchte bei regelmäßiger, praxisgerechter Anwendung (Langzeit-Versuch). Bereits in den ersten Tagen beobachtet man nach Applikation der Präparate eine Steigerung der Hautfeuchte, die sich an den folgenden Behandlungstagen auf einem Plateau hält. Über den gesamten Behandlungszeitraum läßt sich für das Prüf-Präparat ein signifikant erhöhter Feuchtigkeitsgehalt der Haut im Vergleich zur Grundlage verfolgen und nachweisen. Die Unterschiede sind auf dem 1%-Niveau statistisch gesichert. Nach Absetzen der Behandlung sinken die Hautfeuchtigkeitswerte und nähern sich den Ausgangswerten.

Um eine Wirkung des Prüfpräparates an kranker Haut zu belegen, wurde die Untersuchung auf Neurodermitis-Patienten ausgeweitet. Die Ergebnisse sind in Abbildung 3 wiedergegeben. Bereits nach einmaliger Anwendung kommt es zu einer signifikanten Erhöhung der Hautfeuchte. Bei den Patienten mit Neurodermitis zeigt sich während des gesamten Behandlungszeitraumes von 8 Tagen eine signifikante Erhöhung der Hautfeuchte durch das harnstoffhaltige Prüfpräparat gegenüber der unbehandelten Haut und gegenüber der Grundlage. Die Unterschiede sind auf dem 0,1%-Niveau statistisch gesichert. Die Ergebnisse der Untersuchung an Neurodermitis-Patienten stimmen mit den Resultaten an Probanden mit gesunder Haut gut überein, d.h. die an gesunden Haut erhaltenen Ergebnisse lassen sich auf kranke Haut übertragen.

Aus den Meßergebnissen der Hautrelief-Untersuchung läßt sich ein deutlicher Einfluß der harnstoffhaltigen Präparation auf die Glättung der Haut erkennen. In Abbildung 4 ist die hautglättende Wirkung nach Applikation der Präparate an der gesunden Haut wiedergegeben. Erwartungsgemäß schwanken die Werte des unbehandelten Kontrollfeldes um einen Mittelwert. Das Prüfprä-

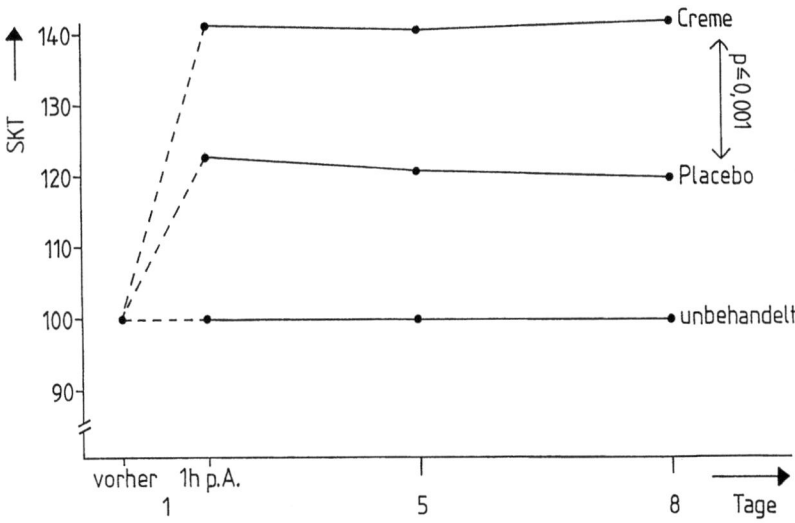

Abb. 3. Zeitlicher Verlauf der Hautfeuchte nach Applikation der Präparate an Neurodermitikern (Langzeitversuch, n = 9)

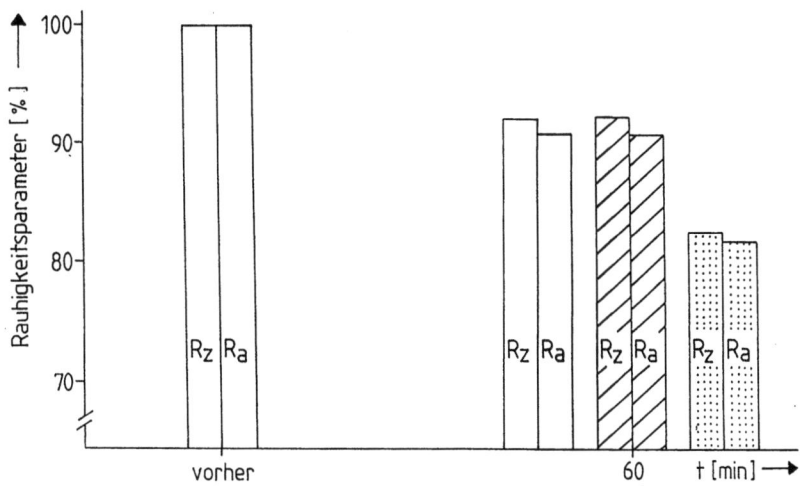

Abb. 4. Zeitlicher Verlauf der hautglättenden Wirkung nach Applikation der Präparate an hautgesunden Probanden (Kurzzeitversuch, n = 10)

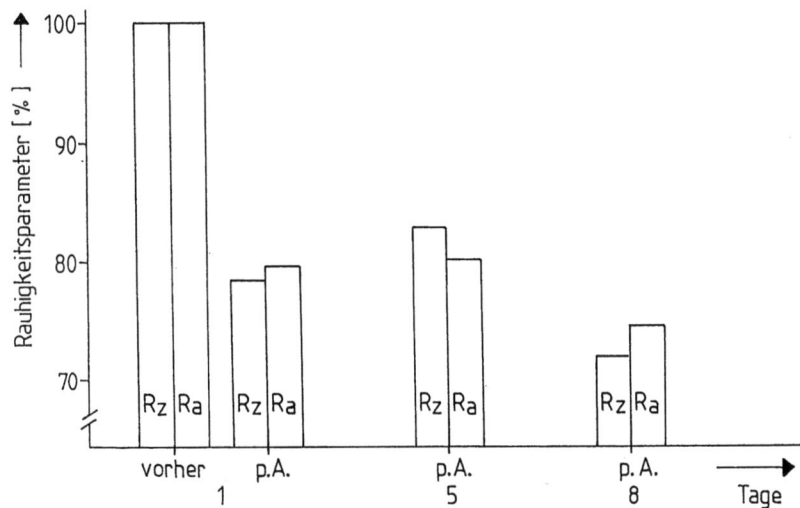

Abb. 5. Zeitlicher Verlauf der hautglättenden Wirkung nach Applikation der Creme an Neurodermitikern (Langzeitversuch, n = 9)

parat zeigt eine signifikant hautglättende Wirkung gegenüber der unbehandelten Haut ($p \leq 0{,}001$) und gegenüber der Grundlage ($p \leq 0{,}05$).

Auch an Neurodermitis-Patienten läßt sich nach Applikation des Prüfpräparates eine Steigerung der hautglättenden Wirkung experimentell belegen (Abb. 5). Das harnstoffhaltige Präparat zeigt im Langzeit-Versuch aufgrund der Werte der Oberflächenparameter R_z und R_a über den gesamten Behandlungszeitraum eine signifikant hautglättende Wirkung im Vergleich zur unbehandelten Haut ($p \leq 0{,}001$ bzw. $0{,}05$). Diese Ergebnisse stimmen mit den Resultaten an Probanden mit gesunder Haut gut überein.

Literatur

1. Spier HW, Pascher G (1956) Zur analytischen und funktionellen Physiologie der Hautoberfläche. Hautarzt 7:55–60
2. Schrader K (1981) Untersuchungen wasser-retinierender Kosmetika auf der Haut. Parf Kosm 62:265–272
3. Hoppe U (1979) Topologie der Hautoberfläche. J Soc Cosmet Chem 30:213–239
4. Sachs L (1978) Angewandte Statistik. Springer, Berlin Heidelberg New York, 5. Auflage

Dr. M. Puschmann
K. Gogoll
Alfred Marchionini Stiftung
Danziger Straße 5
D-2057 Reinbek

Salizylsäure und Harnstoff – mögliche Beeinflussung der keratolytischen Wirkung von Salizylsäure durch Harnstoff

B. Gabard und E. Bieli

Zusammenfassung

Nach Anfärbung der oberen Hornschicht mit Silbernitrat wurde die keratolytische Wirkung von Salizylsäure (5 und 10%ig in Vaseline sowie 5%ig in einer optimierten Grundlage) mittels Farbmessung ermittelt. Die Ergebnisse von zwei verschiedenen Experimenten zeigen, daß eine Optimierung der Grundlage die Salizylsäurewirkung steigern kann und daß Harnstoff bei der Optimierung dieser Grundlage eine wesentliche Rolle spielt.

Summary

The keratolytic effect of salicylic acid was measured with a colorimeter after staining the outer layers of the stratum corneum with silver nitrate. Salicylic acid was used in a concentration of 5% or 10% in vaseline or of 5% in an improved vehicle. The results of two experiments showed that improvement of the vehicle increased the keratolytic effect of salicylic acid and that urea played a major role in this improvement.

Es wird über zwei Experimente berichtet, die das Ziel hatten, eine mögliche Beeinflussung der keratolytischen Wirkung von Salizylsäure durch Harnstoff zu quantifizieren. Beide Studien wurden mit der modifizierten Methode von Aschheim [1] durchgeführt: Nach Färbung der oberen Schichten des Stratum corneum führt eine Desquamation zur Aufhellung der angefärbten Stelle. So hellen nach Behandlung mit keratolytisch wirkenden Substanzen die entsprechenden Stellen schneller auf als unbehandelte Kontrollstellen.

Erste Studie

Methode

4 × 4 cm große Felder wurden beiderseits der Wirbelsäule auf den Rücken von 6 Probanden markiert. Insgesamt waren es 18 Quadrate pro Rücken. Auf jedem Quadrat wurden 100 µl einer 1%igen wäßrigen Silbernitratlösung aufgetragen und über die Fläche verteilt. Nach Trocknung mit einem Haartrockner wurden in der gleichen Weise 100 µl Entwickler Dektol von Kodak in einer Konzentration von 1,55% appliziert. Die Hornschicht färbte sich damit schwarzbraun an.

Material

Die getesteten Produkte waren 5% und 10% Salizylsäure in Vaseline, ferner 5% Salizylsäure mit 10% Harnstoff in einer fettenden, okklusiv wirkenden, aber gut abwaschbaren Salbengrundlage (Kerasal Salbe, Spirig AG).

Durchführung und Auswertung

Nach Messung der Anfangswerte der Hautfarbe (s.u.) wurden pro Quadrat 100 mg Produkt (d.h. 6,2 mg/cm^2) aufgetragen und die Quadrate mit Tefla-Kompressen und Fix-o-mull halbokklusiv zugedeckt. Abwechselnd wurde auf einer Seite der Wirbelsäule das Verum aufgetragen, auf der gegenüberliegenden Seite die entsprechende Grundlage. Die beiden untersten Felder dienten als Kontrollfelder, d.h. sie blieben unbehandelt.

Der Verband wurde 4 Stunden nach der Applikation entfernt, Produktreste wurden sorgfältig abgewischt. Die Messung der Hautfarbe erfolgte 2 Stunden später, ferner 24, 32, 48 und 56 Stunden nach Applikation.

Die Hautfarbe wurde mit einem Reflektometer nach Dr. Lange (Typ LF90) gemessen, das mit einem Filter bei 550 nm ausgerüstet war. Die Fläche unter der Zeitremissionskurve (d.h. die AUC 0–56 h) wurde mit der Trapezmethode berechnet und der Quotient F = AUC (Produkt)/AUC (Grundlage) ermittelt [2]. Dieser Quotient ist umso größer, je schneller die Haut hell geworden ist, d.h. je mehr Salizylsäure aus dem Vehikel freigesetzt und an die Hornschicht abgegeben worden war und letztlich zu einer Desquamation geführt hat.

Ergebnisse

Die Ergebnisse zeigen, daß Kerasal eine stärkere Wirkung ausübt als Salizylsäure in Vaseline, selbst in der doppelten Konzentration (Tabelle 1). Die Werte sind allerdings nur gegenüber der 5%igen Salizylvaseline statistisch signifikant.

Allerdings ist bekannt, daß Vaseline sozusagen den Prototyp einer gängigen, aber keineswegs optimierten Grundlage darstellt [3, 4]. Die Salizyl-

Tabelle 1. Quotient der Flächen unter den Zeitremissionskurven
a: t = 2,0661, P < 0,05; n = Anzahl der Felder
Statistisch nicht signifikante Unterschiede sind nicht angegeben.

Produkt	n	Quotient F = $\frac{AUC(Produkt)}{AUC(Grundlage)}$	
Kerasal	24	1,088 ± 0,151	
Salizylsäure 10%	22	1,023 ± 0,065	a
Salizylsäure 5%	22	1,012 ± 0,087	

säure wird aus ihr nur mäßig an die Hornschicht abgegeben, sie läßt sich schlecht verteilen, schlecht entfernen und hat eine geringe kosmetische Akzeptanz. Es stellt sich nun die Frage, inwieweit in ein und derselben Grundlage, nämlich derjenigen von Kerasal, die Freisetzung der Salizylsäure durch Harnstoff beeinflußt wird.

Zweite Studie

Methode

Das zweite Experiment führten wir nach der gleichen Methode durch. Die Messung der Hautfarbe erfolgte jedoch diesmal mit dem Farbmesser Minolta Chromameter CR200, der Meßwerte im CIE-Farbmeßsystem L* (Helligkeit), a* (Rötung) und b* (Gelbfärbung) liefert [5].

Material

Folgende Produkte wurden getestet:
- Kerasal Salbe
- Grundlage mit 5% Salizylsäure (Kerasal ohne Harnstoff)
- Grundlage mit 10% Harnstoff (Kerasal ohne Salizylsäure)
- Grundlage (Kerasal ohne Harnstoff und ohne Salizylsäure)

Auswertung

Der Farbmesser war so programmiert, daß er die Meßwertdifferenzen zu den im Gerät eingespeicherten Ausgangswerten angab. Mittelwerte und Standardabweichungen wurden in der üblichen Weise berechnet und die Mittelwerte mittels des Student t-Tests verglichen.

Ergebnisse

Tabelle 2 zeigt die Parameteränderungen nach Silbernitratfärbung der Haut. Eine keratolytische Wirkung äußert sich demnach in einer Zunahme von L* und a* sowie in einer Abnahme von b*, wobei hier die Änderungen am schwächsten sind.

Die Zunahme der Helligkeit L* (Tabelle 3) ist bei der Kontrolle (unbehandelte Felder) am schwächsten, alle behandelten Felder zeigen signifikante Zunahmen, die sich untereinander statistisch allerdings nicht unterscheiden. Nach 56 Stunden ist die Helligkeit überall auf das gleiche Niveau gestiegen.

Die Zunahme der Rötung a* (Tabelle 4) ist bei Kerasal am größten. Ohne Harnstoff ist sie geringer, ohne dabei eine statistische Signifikanz zu erreichen. Eine weitere Abnahme läßt sich verzeichnen, wenn im Kerasal die Salizylsäure (und nicht der Harnstoff) weggelassen wurde, und zwar liegen die Werte auf dem Niveau der Grundlage, aber immer noch höher als bei den unbehandelten Kontrollfeldern. Nach 56 Stunden haben sich die

Tabelle 2. Einfluß der Silbernitrat-Färbung auf die Meßparameter L*, a* und b*, Mittelwerte ± Standard-Abweichungen aus n Felder

	n	L*	a*	b*
Vor (natürliche Haut)	36	65,25 ± 4,64	11,35 ± 3,53	12,45 ± 1,75
Nach (gefärbte Haut)	42	55,86 ± 4,60	7,81 ± 2,48	14,56 ± 1,01

Tabelle 3. Zunahme der Helligkeit L* zwischen Anfangswert (vor Behandlung) und Meßwerten 6 und 56 Std. Mittelwerte ± Standard-Abweichungen, n: Anzahl der Felder. a: t = 3,1151 P < 0,01; b: t = 2,3319 P < 0,05; c: t = 3,0072 P < 0,01; d: t = 2,7193 P < 0,05. Statistisch nicht signifikante Unterschiede sind nicht angegeben

Produkt	n	Anfangswert	Differenz (6 h – Anfangswert)	Differenz (56 h – Anfangswert)
Keines (Kontrolle)	12	56,39 ± 4,95	3,43 ± 2,16	9,06 ± 3,06
Grundlage	42	55,61 ± 4,92	6,16 ± 2,80	8,61 ± 3,39
Kerasal	13	54,67 ± 3,18	5,37 ± 2,0	8,27 ± 2,56
Kerasal ohne Harnstoff	16	54,51 ± 4,51	7,14 ± 3,83	9,31 ± 3,64
Kerasal ohne Salizylsäure	13	56,70 ± 3,95	5,77 ± 2,14	7,09 ± 1,81

Tabelle 4. Zunahme des roten Farbtons a* zwischen Anfangswert (vor Behandlung) und Meßwerten 6 und 56 Std. Mittelwerte ± Standard-Abweichungen, n: Anzahl der Felder. a: t = 2,1505 P < 0,05; b: t = 3,1552 P < 0,01; c: t = 4,0613 P < 0,001; d: t = 2,6283 P < 0,05, e: t = 2,5058 P < 0,05. Statistisch nicht signifikante Unterschiede sind nicht angegeben

Produkt	n	Anfangswert	Differenz (6 h − Anfangswert)	Differenz (56 h − Anfangswert)
Keines (Kontrolle)	12	6,65 ± 1,26	1,93 ± 1,39	2,76 ± 1,04
Grundlage	42	8,02 ± 1,95	2,97 ± 1,50	3,88 ± 2,02
Kerasal	13	7,74 ± 1,32	4,54 ± 1,78	4,73 ± 2,53
Kerasal ohne Harnstoff	16	8,12 ± 1,17	3,59 ± 2,68	3,47 ± 2,44
Kerasal ohne Salizylsäure	13	8,33 ± 2,99	2,61 ± 1,96	3,91 ± 2,22

Unterschiede etwas nivelliert, die a*-Zunahme nach Kerasal bleibt allerdings auch dann am größten.

Beim Farbton b* waren die Unterschiede gering und infolge einer relativ großen Streuung nicht statistisch signifikant (Daten nicht gezeigt).

Schlußfolgerung

Die erste Studie zeigte, daß die Abgabe von Salizylsäure an die Haut aus Kerasal Salbe besser erfolgt als aus Salizylvaseline, vorausgesetzt, die ausgewählte Methode erlaubt, die Farbänderung der Haut mit der Freisetzung der Salizylsäure und deren Abgabe an die Hornschicht zu korrelieren. Die bessere Meßempfindlichkeit des Chrameters ließ im Laufe der zweiten Studie die Feststellung zu, daß eine schnellere Farbabnahme mit dem Vorhandensein von Salizylsäure in der Grundlage zu erreichen ist. Das bedeutet, daß zumindest teilweise die Farbänderung mit einer Wirkung der Salizylsäure zusammenhängt.

Im zweiten Experiment war es möglich, eine Potenzierung der Salizylsäurewirkung durch Harnstoff nachzuweisen, und zwar am Beispiel einer bereits u.a. bezüglich der Salizylsäure-Freisetzung in vitro nach der Methode von Loth et al. [6] optimierten Grundlage. Die besonders sensible Reaktion des Farbtons a* erlaubte folgende Feststellungen:

– Salizylsäure übte eine Desquamation aus, die sich in einer Farbabschwächung von angefärbter, behandelter Haut ausdrückte.
– Diese war größer als diejenige von Hautfeldern, die nur mit der Grundlage oder nur mit harnstoffhaltiger Grundlage behandelt worden waren. Das bedeutet, daß 10% Harnstoff allein (zumindest kurzfristig) keine Desquamation hervorruft, bzw. daß die Desquamation primär auf die Eigenwirkung von Salizylsäure zurückzuführen ist.
– Die stärkste Wirkung wurde bei den Feldern festgestellt, die mit Salizylsäure (5%) und Harnstoff (10%) zusammen behandelt wurden. Diese Wirkungssteigerung kann entweder auf eine bessere Abgabe der Salizylsäure an die Haut zurückgeführt werden oder auf eine durch Harnstoff hervorgerufene Änderung der physikochemischen Eigenschaften der Hornschicht. Weitere Experimente (z.B. wiederholte Applikation, Messung des Wassergehaltes der behandelten Felder) wären notwendig, um den genaueren Mechanismus dieser Potenzierung zu finden.

Literatur

1. Aschheim E (1968) Experimental approach to the renewal of the skin surface. Nature 220:1242–1243
2. Nook TH (1987) In vivo measurement of the keratolytic effect of salicylic acid in three ointment formulations. Br J Dermatol 117:243–245
3. Behr M, Kassebaum H (1977) Untersuchungen zur Freisetzungsgeschwindigkeit von Salicylsäure aus Salbenschichten, 1. Kohlenwasserstoffgemische. Fette Seifen Anstrichmittel 79:460–464
4. Behr M, Kassebaum H (1978) Untersuchungen zur Freisetzungsgeschwindigkeit von Salicylsäure aus Salbenschichten, 2. Die Abhängigkeit der Freisetzungsgeschwindigkeit von rheologischen Parametern und der Löslichkeit in Kohlenwasserstoffgemischen und anderen Salbengrundlagen. Fette Seifen Anstrichmittel 80:192–198
5. Seitz JC, Withmore CG (1988) Measurement of erythema and tanning responses in human skin using a tri-stimulus colorimeter. Dermatologica 177:70–75
6. Loth H, Holla-Benninger A (1978) Untersuchungen der Arzneistoffliberation aus Salben 1. Mitt.: Entwicklung eines in-vitro-Liberationsmodells. Pharm Ind 40:256–261

Dr. B. Gabard
Dr. E. Bieli
Spirig AG
Postfach
CH-4622 Egerkingen

Harnstoff und Harnstoffkombinationen bei Psoriasis

B. Th. Rohde

Zusammenfassung

Die individuelle Reihenfolge der Behandlung der Psoriasis mit Harnstoff- und Harnstoffkombinationspräparaten muß so erklärend verordnet werden, daß die Akzeptanz gewährleistet ist. Einzelherdabdeckung durch Sprühverband.

Summary

In the treatment of psoriasis with urea and urea-combined preparations, the individual sequence should be so clearly prescribed such that acceptance is assured. Treated skin should be protected by a spray bandage.

Einleitung

Die unterschiedlichen Reaktionen der Haut, die zu den primären und sekundären Effloreszenzen im Hautbindegewebe und in der Oberhaut führen, verlangen entsprechend dem Zustand des Stoffwechsels der angesprochenen Zellen nach einer möglichst spezifischen Behandlung.

Bei aller Kenntnis des Stoffwechselgeschehens bei einer Reihe von Erkrankungen der Haut bleibt die spezifische Behandlung immer noch hinter den Erwartungen zurück. Es ist deshalb nicht zu verwundern, daß bei den sogenannten großen, weil häufigen und den ganzen Menschen betreffenden Reaktionsabläufen schon seit Beginn der Erprobung bestimmter chemischer Substanzen sich interessante Einblicke in das Krankheitsgeschehen ergeben haben. Gerade bei den Substanzen, die sich im intermediären Stoffwechsel auffallenderweise finden, lag es nahe, sie zum therapeutischen Einsatz zu bringen.

Das Diamid der Kohlensäure, schon 1778 von Rouelle im Harn entdeckt und 50 Jahre später von Wöhler in Göttingen als erste synthetische, aus organischer Substanz hergestellte organische Verbindung, hat einige Eigenschaften, die zur Therapie von parakeratotischen und hyperkeratotischen Hautveränderungen führten.

Als Endprodukt des Eiweißstoffwechsels ist die im Körper gebildete und durch die Niere ausgeschiedene Menge von Urea abhängig von der Zufuhr von Eiweiß. So lassen sich 30 und mehr Gramm nachweisen.

In größerer Menge zugeführt, wirkt Harnstoff innerlich als Diuretikum. Eine lokale bakterizide Wirkung ist an eine mehr als 10%ige wäßrige Lösung gebunden. In der Oberhaut werden auch Disulfid- und Wasserstoffbrücken gelöst. Daher läßt sich Harnstoff als Keratolytikum einsetzen. Der im Schweiß ausgeschiedene Harnstoff findet sich als 5%iger Anteil der wasserlöslichen Stoffe im Hydrolipidfilm der Oberhaut wieder.

Als Folge der keratolytischen Eigenschaften bietet sich die Zufuhr von Harnstoff in Form von Cremes zur Beeinflussung der Schuppenbildung an der Oberhaut zur Quellung und Hornauflösung an. Wenn auch die Haltbarkeit des wasserlöslichen Carbamids in wäßrigen Lösungen begrenzt ist, vermag die Anwendung durch Spaltung der interzellulären Bindungen die Hornschicht aufzulockern und Zellen der Oberhaut zu lösen. Die damit gegebene Feuchtigkeitsbindung gibt auch für andere Substanzen den Weg in die tieferen Hautanteile in bestimmtem Maße frei.

Harnstoff hat auch in höherer Konzentration von etwa 20% einen leicht anästhesierenden Einfluß. Diese Wirkung ist bei der Anwendung zur Therapie der Psoriasis erwünscht.

Zur Behandlung der Psoriasis hat sich in der Praxis folgendes Vorgehen bewährt:

Zur Vorbehandlung der Psoriasisherde wird Harnstoff als Creme über 4 Tage eingesetzt. Für die Einwirkungszeit über Nacht verstärkt ein Okklusionsverband den Wirkungsgrad. Einzelherde lassen sich mit einem Sprühverband abdecken.

Die Weiterbehandlung der nun leicht gequollenen Oberhaut mit beginnender Ablösung der Schuppen erfolgt mit einer Kombinationscreme mit 17% Harnstoff und 0,01% Tretinoin oder 0,5 bis 2% Dithranol. Die vom Dithranol bekannte braun-graue Verfärbung der Haut und die gelegentlich auftretende Erythemwirkung ist abhängig von der Konzentration. Sie ist bei kontrollierter Anwendung als Zeichen des Ansprechens der psoriatischen Effloreszenzen zu werten.

Auch bei der Behandlung mit diesen Kombinationspräparaten ist die Abdeckung mit einem Sprühverband (Methacrylat) möglich.

Bei einer unmittelbar vorausgegangenen lokalen Therapie mit Kortikosteroiden kann nur dann eine Weiterbehandlung mit einem Dithranolkombinationspräparat erfolgen, wenn ein mehrtägiges

Intervall mit einem 10%igen Harnstoffmonopräparat eingeschoben wurde.

Die verständlichen großen Erwartungen der Behandelten, die an einer Psoriasis leiden, lassen sich erfüllen, wenn die individuelle Verwendung der unterschiedlichen Harnstoffpräparate mit dem Patienten abgesprochen wurde.

Langsam sich steigernde UV-Bestrahlungen erhöhen noch den Effekt und verkürzen den Anwendungszeitraum.

Für diejenigen Psoriatiker, die sich einmal mit dem allerdings individuellen Behandlungsschema angefreundet haben und die die begleitende Dithranolverfärbung tolerieren, bleibt das Konzept der Harnstoffvorbehandlung mit der nachfolgenden Kombinationsbehandlung akzeptabel.

Prof. Dr. B. Th. Rohde
Dermatologe
Weg beim Jäger 89
D-2000 Hamburg 61

Harnstofftherapie bei Mykosen

S. Nolting

Zusammenfassung

Harnstoff stellt ein bisher vernachlässigtes Therapeutikum auf dem Gebiet der Mykologie dar. Das muß aber nicht für die Zukunft so bleiben, da Harnstoffpräparationen Eigenschaften besitzen, die die Aussichten für die erfolgreiche Therapie von Mykosen verbessern können. Darüber hinaus besitzt Harnstoff den Vorteil, praktisch keine unerwünschten Effekte an der Haut des Menschen auszulösen.

Summary

Urea has been neglected up to now as a therapeutic agent in the field of mycology. This does not have to remain so in the future since urea preparations do have properties which improve the prospects for successfully treating mycoses. Moreover, urea does not produce any undesirable side effects on human skin.

Einleitung

Für die Therapie von Dermatosen ist Harnstoff wiederentdeckt worden und erfreut sich zunehmender Bedeutung bei einer großen Anzahl weitverbreiteter Hauterkrankungen. Harnstoff dient zur Penetrationsförderung lokal applizierbarer Stoffe, bei allgemein trockener Haut, aber auch zur Therapie von Ekzemen, Ichthyosen, der Psoriasis und nicht zuletzt auch der Mykosen.

Es wird immer wieder betont, daß aus der Sicht der Toxikologen keine Einwände gegen Harnstoff bestehen. Harnstoff, der 1733 von Rouelle entdeckt wurde und dessen Synthese 1828 Woehler gelang, ist das farb- und geruchlose kristallisierende gut wasserlösliche Endprodukt des Eiweißstoffwechsels bei Mensch und Säugern.

Harnstoff kommt in der menschlichen Haut vor und trägt zur ausreichenden Hydratation der Hornschicht bei. Neben der Erhöhung der Wasserbindungskapazität sind seine keratinoplastischen, penetrationsfördernden und juckreizstillenden Eigenschaften hervorzuheben. Der proliferationsdämpfende Effekt führt auch nicht zu einer Atrophie der Haut. Überempfindlichkeiten oder entscheidende Nebenwirkungen sind nicht zu erwarten, da lokal oder systemisch verwandter Harnstoff nicht metabolisiert wird, sondern das physiologische Endprodukt des Eiweißstoffwechsels darstellt. In Abhängigkeit von der Konzentration unterscheidet man eine Sofortwirkung bei Inkorporierung in eine Öl/Wasser-Emulsion und eine Langzeitwirkung bei Vorliegen von Harnstoff in einer Wasser/Öl-Emulsion.

Die Verwendung von Harnstoff zur Therapie von Mykosen stellt zwar auch nichts grundsätzlich Neues dar, muß jedoch in diesem Rahmen hier deutlich hervorgehoben werden. Die Wirkung des Harnstoffs kann nicht darin gesehen werden, daß Pilze durch ihn abgetötet werden, jedoch beruht der Effekt zum einen darauf, daß Wirkstoffe besser an den Wirkungsort herangebracht werden, und zum anderen auch die Hemmung der epidermalen Proliferation und der juckreizstillende Effekt ausgenutzt werden.

Pityriasis versicolor

An einer Reihe unterschiedlicher Mykosen soll die Wirkungsweise des Harnstoffs im Zusammenwirken mit Antimykotika dargestellt werden. Die Pityriasis versicolor ist eine weitverbreitete Erkrankung, bei der sich Hefepilze in den obersten Hornschichten befinden. Hier bietet sich eine gute Möglichkeit, die Wirkung von Harnstoff in einer Öl/Wasser-Emulsion zusammen mit einem Antimykotikum zu kombinieren und zu einem schnellen Effekt zu kommen, da die Hydratation der Hornschicht ausgenutzt werden kann.

Schwierigkeiten bei der Therapie machen weiterhin chronisch rezidivierende Mykosen an Handtellern und Fußsohlen, die mit starker Austrocknung, Hyperkeratosen und Rhagadenbildung einhergehen. Hier ist ein anhaltender Effekt der modernen Antimykotika unter Mithilfe des Harnstoffs denkbar, weil in höheren Konzentrationen die proliferationsdämpfende und juckreizmindernde Wirkung des Harnstoffs zum Tragen kommen kann.

Harnstoff mit Clotrimazol

Erste Erfahrungen haben wir bereits vor 3 Jahren in einer randomisierten Studie bei 60 Patienten gesammelt. Zum Einsatz kam eine Kombination aus 10% Harnstoff mit Clotrimazol. Einen nachhaltigen Eindruck hinterließ die bessere und schnellere Wirkung durch die Hinzugabe von 10% Harnstoff. Im Gesamtverlauf der Symptomatik zeigte sich insbesondere in bezug auf Mazeration, Schuppung und Juckreiz ein rascher Wirkungseintritt nach Gabe von Mykodexan und Mykodexan fett. Signifikante Unterschiede traten jedoch nicht auf. Eine Unverträglichkeit wurde nicht beobachtet. Die Verwendung einer 10%igen Harnstoffsalbe mit Clotrimazol bei den stark hyperkeratotischen Formen von Mykosen stellte eine Bereicherung dar.

Harnstoff und Bifonazol

Seit 5 Jahren wird Harnstoff in einer Konzentration von 40% zusammen mit Bifonazol zur Therapie von Onychomykosen eingesetzt. Die Wirkung des Harnstoffs besteht in einer Erhöhung, der inter- und intrazellulären Wasserbindung, die die Weichheit, Verformbarkeit der Hornschicht gewährleistet. In Abhängigkeit von der Konzentration kommt es zur Kolliquation des Keratins. Dieser Umstand wird zur chemischen Lyse der Nagelsubstanz genutzt.

Es erstaunt immer wieder, daß praktisch keine Schädigung des Paronychiums zu beobachten ist, wenn auch bislang der Schutz der umgebenden Haut gefordert worden war. Nach unseren Beobachtungen wurde die Haut im klinischen Sinne nicht angegriffen. Bei richtigem Einsatz von 40% Harnstoff zusammen mit Bifonazol gelang es in der Regel den Patienten unter Verwendung von Okklusionsverbänden, die pilzinfizierten Nagelanteile ohne Reizung der Umgebung aufzulösen. In einem Zeitraum von 10–14 Tagen bis zu 3 Wochen war es möglich, diese zu entfernen und bis zu den nichtpilzbefallenen Nagelanteilen vorzustoßen, so daß der nichtbefallene Nagelrest und das Nagelbett für die Weiterbehandlung zugänglich waren.

Fazit

Manche Mykosen gehen mit mehr oder weniger starkem Juckreiz einher. Da ist es gut vorstellbar, daß die Verwendung von Harnstoff in Verbindung mit Antimykotika eine rasche Verminderung des Juckreizes bewirkt. In höheren Konzentrationen ist Harnstoff in der Lage, die Nozizeptoren in den tieferen Hautschichten zu beeinflussen. Dies geschieht auf physikochemischem Wege durch Einwirkung auf spezifisch erregbare Rezeptoren im Sinne einer Herabsetzung der Schmerzempfindung.

Allgemein bewirkt Harnstoff eine Penetrationsoptimierung für antimyzetische Wirkstoffe und erhöht den Grad der Freisetzung aus der verwendeten Grundsubstanz. Daher ist der Einsatz von Harnstoff zur Unterstützung der Lokaltherapie von Mykosen nicht nur möglich, sondern bietet darüber hinaus einige Vorteile und scheint für die Zukunft sehr überlegenswert.

Literatur

1. Gloor M (1982) Pharmakologie dermatologischer Externa. Springer, Berlin Heidelberg New York
2. Herrmann F, Ippen H, Schaefer H, Stüttgen G (1973) Biochemie der Haut. Thieme, Stuttgart
3. Müller K-H, Pflugshaupt Ch (1979) Harnstoff in der Dermatologie. Zentralbl Haut 142:157
4. Stüttgen G (1984) Die Rolle des Harnstoffs in der Dermatologie SM 5. Selecta, Planegg
5. Wohlrab W (1981) Wirkung von harnstoffhaltigen Salben auf die Epidermis. Dermatol Monatsschr 167:188
6. Wohlrab W (1984) The influence of urea on the penetration kinetics of topically applied corticosteroide. Acta Derm Venereol 64:233
7. Wohlrab W (1988) Zur Verwendung von Harnstoff in der Dermatologie. Dtsch Dermatol 5:529–537

Prof. Dr. S. Nolting
Hautklinik der Westfälischen Wilhelms-Universität
von-Esmarch-Straße 56
D-4400 Münster

Therapieerfolge mit harnstoffhaltigen Externa bei Papillomatosis cutis verrucosa (Lymphostatischer Stauungspapillomatose)

H. Lindemayr

Zusammenfassung

Harnstoffhaltige Externa (z.B. 10% Harnstoff/ W/O) wurden aufgrund ihrer Epidermis-verdünnenden und keratolytischen Wirkung bei der Papillomatosis cutis verrucosa (lymphostatischen Stauungspapillomatose) möglichst in Kombination mit Kompressionsverbänden erfolgreich angewandt. Die indirekte Lymphographie zeigt eine abnormale dermale Lymphdrainage bei der Papillomatosis cutis verrucosa auf.

Summary

Due to keratolytic and epidermis-thinning effects 10% urea/w/o is effective in the treatment of papillomatosis cutis verrucosa (lymphostatic papillomatosis). If possible, compression bandages should be used. Indirect lymphography reveals abnormalities of dermal lymphdrainage in papillomatosis cutis verrucosa.

Die klinisch eindrucksvolle Papillomatosis cutis wird als Hautmanifestation einer lymphatischen oder venös/lymphatischen Drainagestörung bei Lymphödem, chronischer Veneninsuffizienz oder chronisch kardialer Dekompensation interpretiert.

Typisch kleinpapillomatöse, hautfarbene bis schmutzigbraune, derbe, meist hyperkeratotische Läsionen findet man am distalen Unterschenkel, Fuß und gelegentlich auch an Amputationsstümpfen. Histologisch imponiert eine hyperplastische Epidermis, häufig hyperkeratotisch und parakeratotisch verändert, während im Korium zahlreiche weitgestellte Kapillaren (wahrscheinlich Lymphgefäße) und häufig entzündliche perivaskuläre Infiltrate auffallen.

Neuere Erkenntnisse über die Pathogenese dieses seltenen Krankheitsbildes hat die indirekte Lymphographie mit wasserlöslichen und nichtionischen Kontrastmitteln erbracht [1]. Mit dieser Technik läßt sich eine (Klappen-)schädigung der Lymphkollektoren nachweisen. In manchen Fällen lassen sich übergroßkalibrige, klappeninsuffiziente Kollektoren transkutan punktieren und füllen, in anderen zeigt der „dermal back flow" des Kontrastmittels in ein Netz initialer Lymphgefäße die Überforderung der Kollektoren hinsichtlich ihrer Drainagefunktion an. Diese Befunde deuten auf eine lokale „Stauungspapillomatose" hin [2], ohne aber Erklärung dafür zu geben, warum dieses Krankheitsbild trotz einer Vielzahl an „dicken Beinen" so selten in Erscheinung tritt.

Zur Behandlung dieser meist über Jahre verlaufenden Erkrankung sollte primär eine Drainageverbesserung angestrebt werden, wie es in erster Linie der Kompressionsverband gewährleistet. Auch Exzisionen und Deckungen, lokale Zytostatika und Bekämpfung der lokalen Superinfektion sind – zumeist mit bescheidenem Erfolg – versucht worden.

In Kombination mit der Kompressionsbehandlung und besonders in Fällen, wo diese nicht oder nur eingeschränkt möglich ist (z.B. Lokalisation, Bettruhe, arterielle Verschlußkrankheit) empfiehlt sich der Einsatz von harnstoffhaltigen

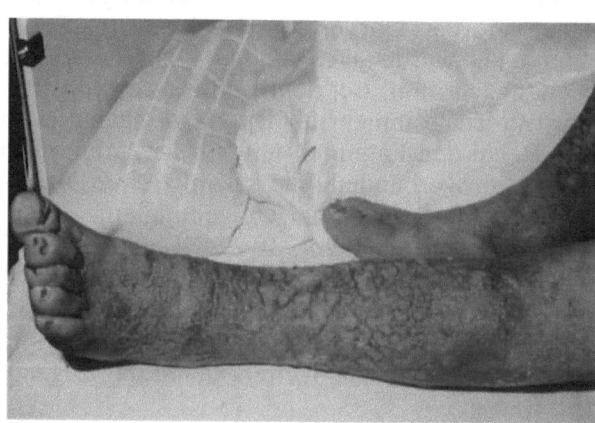

Abb. 1. Papillomatosis cutis verrucosa bei 67jährigem, männlichen Patienten mit beidseitigem postthrombotischem Syndrom

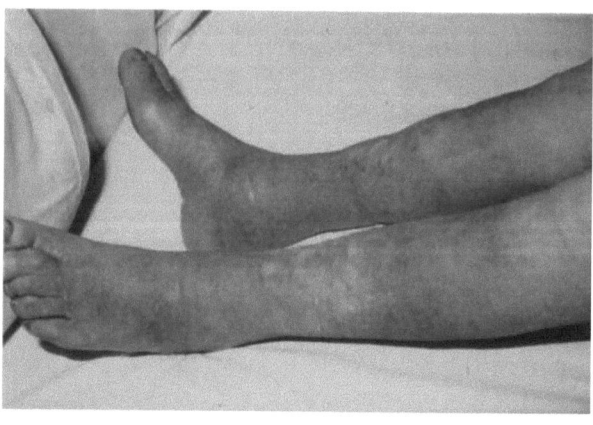

Abb. 2. Patient nach 3 Wochen Lokaltherapie mit 10% Urea/W/O

Externa (z.B. 10% in Vaseline), wobei erstaunliche Erfolge nach 2–3 Wochen Therapiedauer erzielt werden können (Abb. 1, 2).

Literatur

1. Stöberl C, Partsch H (1988) Lymphostatische Stauungspapillomatose. Hautarzt 39:441–446
2. Partsch H, Stöberl C, Urbanek A, Wenzel-Hora BI (1988) Die indirekte Lymphographie zur Differentialdiagnose des dicken Beins. Phleb Proktol 17:1–8

Doz. Dr. H. Lindemayr
II. Universitäts-Hautklinik Wien
Alserstraße 4
A-1090 Wien

Harnstoffrezepturen

R. Raab

Einleitung

Harnstoff ist im Reinzustand eine geruch- und farblose tetragonale kristalline Substanz [2]. Seine Löslichkeit in Wasser ist sehr gut, gut in Äthanol, schlecht hingegen in apolaren Lösungsmitteln wie Äther und Chloroform. Erklärbar ist diese Tatsache dadurch, daß der Harnstoff durch intramolekulare Elektronenverschiebungen Dipolcharakter aufweist.

In Wasser reagiert Harnstoff als schwache Base und würde, zumindestens theoretisch, eine Lösung mit einem pH-Wert von 7,5 ergeben. Abweichungen kommen durch den Kohlendioxydgehalt des Wassers sowie durch Verunreinigungen des Harnstoffs und seine Zersetzungsprodukte zustande. Harnstoff zerfällt, etwas vereinfacht dargestellt, folgendermaßen [3]:

$$O=C\begin{matrix}NH_2\\NH_2\end{matrix} = NH_4OCN$$
Harnstoff Ammoniumcyanat

$$NH_4OCN \xrightarrow{2H_2O} 2\,NH_3 \uparrow + H_2CO_3\,(H_2O + CO_2 \uparrow)$$
Ammoniumcyanat Ammoniak Kohlensäure

Das Hauptgewicht der Umsetzung von Harnstoff zu Ammoniumcyanat liegt ganz auf der Seite des Harnstoffs. Ammoniumcyanat wird jedoch in einer Folgereaktion hydrolytisch zu zwei Molekülen Ammoniak und einem Molekül Kohlensäure zerlegt. Die beiden Ammoniakmoleküle reagieren als Base und stehen nur einem Molekül der schwachen Kohlensäure gegenüber. Das führt dazu, daß harnstoffhaltige Dermatika ständig „basischer" werden (unstabilisierte wesentlich rascher als stabilisierte).

Durch diese konstante pH-Erhöhung wird die Zersetzung des Harnstoffs stark beschleunigt. Läßt man die Präparation offen stehen, so wird auch in diesem Fall die Zersetzung beschleunigt, und zwar durch das ungehinderte Entweichen des gebildeten Ammoniaks und Kohlendioxyds. Gleichzeitig besteht die Gefahr der Verdunstung des Lösungswassers, wodurch die Rekristallisation des Harnstoffs, vor allem bei höheren Ausgangskonzentrationen, erleichtert wird. Grundsätzlich kann man daher aus dem bisher Gesagten ableiten, daß alle topischen Harnstoffpräparationen gut verschlossen und nicht über Raumtemperatur aufgewahrt werden sollten. Ferner ist eine regelmäßige Überprüfung auf Sandigkeit (Rekristallisation!) notwendig, um keine Irritationen an der zu behandelnden Haut zu verursachen.

Harnstoffhaltige Fertigpräparationen

Harnstoffhaltige Fertigpräparationen werden in stabilisierter Form angeboten. Durch diese Stabilisierung erzielt man gleichzeitig zwei Effekte, einerseits wird das Topikum im hautphysiologischen pH-Bereich gehalten, andererseits ist gerade in diesem schwach sauren Bereich die Harnstoffzersetzung minimal. Zu diesem Zweck wird, vorallem in kosmetischen Produkten, Triacetin eingesetzt [2]. Triacetin ist ein Ester des dreiwertigen Alkohols Glyzerin mit drei Molekülen Essigsäure. Steigt der pH-Wert an, so kommt es zur Hydrolyse der Esterbindungen; die freiwerdenden sauren Reaktionsprodukte können nun den pH-Wert konstant halten.

Eine weitere Möglichkeit der Stabilisierung besteht in der Zugabe von Laktaten (Salze der Milchsäure, z.B. Natriumlaktat). Laktat ist selbst ein Moisturizer, verstärkt somit eine der Wirkungen des Harnstoffs und besitzt Säurenatur. Laktatstabilisierte Harnstoffpräparate können vermehrt brennende Sensationen hervorrufen.

Eine weitere Stabilisierungsvariante ist die Adsorption des Harnstoffs an Polysaccharide (wie z.B. Maisstärke oder Reisstärke), wodurch die Zersetzung des Harnstoffs hintangehalten wird. Der pH-Wert in solchen Präparationen ist beliebig einstellbar, die lokale Verträglichkeit problemlos.

Harnstoff-Rezepturen

Nun zur Rezeptur von magistralen Harnstoffpräparaten. Grundsätzlich ist Harnstoff leichter in Vehikeln mit hohem Wassergehalt (siehe Löslichkeit von H. in Wasser) und in niedrigen Konzentrationen einbringbar. Vor Verarbeitung sollten die Harnstoffkristalle in einer Reibschale zerkleinert werden. Bei Herstellung von Salben (W/O) kann der Einsatz einer Salbenmühle (Dreiwalzengerät) eine verbliebene leichte Sandigkeit zum Schwinden bringen.

Will man den Harnstoff zur Besserung der Hautfeuchte, zum allgemeinen Hautschutz oder zur Entfernung einer leichten Schuppung einsetzen, so werden 3–5% O/W-Emulsionen empfohlen [6, 7].

Beispiele:	Ureae purae	3,0
	Allantoini	0,2
	Karion F flüssig	3,0
	Vaselini flavi	10,0
	Lanette N	15,0
	Guajazulen 25%	0,04
	Aquae dest. ad [1]	100,0
	Ureae purae	5,0
	NaCl	5,0
	Tween 80	20,0
	Aquae dest.	40,0
	Vaselini albi ad [8]	100,0

Verwendet man Harnstoff bei chronischen Dermatosen (Neurodermitis, Psoriasis vulgaris, Ichthyosen ...) oder bei Altershaut, so werden 10%ige W/O-Emulsionen [6, 7] empfohlen.

Beispiele: [8]	Ureae purae	10,0
	NaCl	10,0
	Aqua dest.	20,0
	Ungt. Alc. lan. aqu. ad	100,0
	(od. Eucerini anhydr. ad	100,0)

Ist die Kombination von Harnstoff mit einem anderen Wirkstoff erwünscht, so kann man diesen in eine 10%ige Harnstoff-Fertigpräparation einbringen. So ist es zum Beispiel möglich,

	Nystatin	3%
	Salizylsäure	5%
	Vioform	3%
	oder Zinkoxid	10%

in Basodexan (cave: keine W/O-Emulsion, sondern amphiphile Salbe) oder in Basodexan Salbe einzuarbeiten. Wenn man die angegebenen Konzentrationen nicht überschreitet, sind diese Rezepturen sechs Wochen lang haltbar.

Ein weiteres Einsatzgebiet des Harnstoffs ist die schmerzlose Onycholyse zum Beispiel bei Onychomykosen. Auf die Nagelplatte wird die 40%ige Harnstoffsalbe aufgebracht und okkludiert.

Es empfiehlt sich, die umgebende Haut mit einer Paste abzudecken [8]. Der Nagel kann nach 5–10 Tagen z.B. mit dem scharfen Löffel entfernt werden.

Beispiel: [5]	Ureae purae	40,0
	Cerae albae	5,0
	Cerae lanae	20,0
	Vaselini albi ad	100,0

Diese Präparationen sind aufgrund der hohen Harnstoffkonzentration in einer reinen Lipidgrundlage immer leicht sandig, selbst wenn die Harnstoffkristalle vor Einarbeitung in einer Reibschale bestmöglich pulverisiert wurden. Die Salbenmühle bringt in diesem Fall auch keine Besserung, da eine Auftrennung der Grundlage erfolgt.

Ob man den magistralen Rezepturen oder den Fertigpräparaten den Vorzug geben soll, ist schwer zu sagen, da jede Zubereitungsform Vor- und Nachteile aufweist. Die magistralen Rezepturen lassen sich auf die individuellen Bedürfnisse des Patienten abstimmen, sie weisen keinerlei zugesetzte Konservierungsmittel auf (antimikrobielle Wirkung des Harnstoffs). Die Zusammensetzung ist genau bekannt. Die garantierte Haltbarkeit (bei korrekter Lagerung) beträgt 6 Wochen. Die Qualität der Herstellung ist jedoch nicht gesichert! Die Fertigpräparate zeichnen sich durch gleichbleibende Herstellungsqualität sowie durch eine hervorragende Galenik aus. Die Haltbarkeit beträgt zwischen 2–3 Jahren. Nachteilig ist, daß Grund- und Hilfsstoffe zwar deklariert, aber im Einzelfall nicht immer bekannt sind. Allergologisch bedenklich sind die manchmal eingearbeiteten Konservierungsmittel (nicht in Basodexan und Basodexan Salbe).

Nur wenn 40%ige Harnstoffpräparate benötigt werden, hat man nicht die Qual der Wahl. Da es derzeit noch kein so hoch konzentriertes Fertigpräparat gibt, bleibt in diesem Fall nur die magistrale Rezeptur.

Für die freundliche Hilfe bei Erstellung dieses Manuskriptes danke ich H. und Fr. Dr. G. Kindl, D-8011 Baldham, Fr. Dr. G. Pischek, med.-chem. Univ.-Institut, A-1090 Wien, und Fr. Dir. Mag. Schwarz, Institut für Pharmakognosie, A-1090 Wien

Literatur

1. Braun-Falco O, Plewig W (1983) Dermatologie und Venerologie. Springer, Berlin Heidelberg New York, 3. Auflage
2. Horsch W, Wolf B (1985) Harnstoff. Eine Übersicht unter besonderer Berücksichtigung seiner pharmazeutischen Verwendung und Analytik. Pharmazie 40:665–676
3. Horsch W, Wolf B (1987) Beiträge zur Analytik der Harnstoffzersetzung in wäßriger Lösung. Pharmazie 42:15–17
4. Müller KH, Pflugshaupt Ch (1979) Harnstoff in der Dermatologie, eine Literaturübersicht. Zentralbl Haut Geschlechtskr 142:157–230
5. Österreichische Apothekerkammer (1988) Neues Formularium Austriacum
6. Wohlrab W (1981) Wirkung von harnstoffhaltigen Salben auf die Epidermis. Dermatol Monatsschr 167:551–557
7. Wohlrab W (1984) Vehikelabhängigkeit der Harnstoffpenetration in die menschliche Haut. Dermatologica 169:53–59
8. Zesch A (1985) Externa, Galenik, Wirkungen, Anwendungen. Springer, Berlin Heidelberg New York

Dr. R. Raab
2. Univ. Hautklinik
Alserstraße 4
A-1090 Wien

Harnstoffanwendung in kosmetischen Präparaten

E. M. Kokoschka und J. H. Klade

Zusammenfassung

Zum Unterschied zu einer dermatologischen Behandlung ist die Anwendung von Kosmetika dadurch charakterisiert, daß sie uneingeschränkt lange, oft auch abusushaft und ohne jede korrigierende Kontrollmöglichkeiten durchgeführt werden kann.

Diese Feststellung betrifft vor allem jene Kosmetika, die im freien Handel erhältlich sind.

Jede Wirkstoffbeimengung in kosmetischen Präparaten muß daher in möglichst niedriger Dosierung erfolgen, damit Reizungen oder gar gesundheitsschädliche Nebenwirkungen vermieden werden.

Der Harnstoff selbst ist eine nicht toxische oder allergisierende Substanz. Seine Wirksamkeit an der Haut entwickelt dieser aber erst in höheren Konzentration (über 10%ige). Sowohl die höhere Wirkstoffkonzentration als auch die Stabilisierung durch 6–8%ige Milchsäure, kann auch an normaler Haut bei langzeitiger Anwendung irritativ sein. Eine höherprozentige Beimengung von Harnstoff in kosmetischen Produkte ist daher nur bedingt möglich. Die gesetzlichen Kosmetikaverordnungen in Österreich erlauben Harnstoffbeimengungen von maximal 10% ausschließlich in Produkten zur Mundpflege (Zahnpasten, Zahnspülmittel).

Für die Beimengung zu Hautpflegeprodukten, die über längere Zeit auf dem Integument verweilen ist die Substanz nicht vorgegeben. Im EWG-Raum, sowie in den USA ist eine Anwendung auch in Haarfärbemitteln als Stabilisator, in Rasierseifen, in Gesichts- und Rasierwasser, sowie in Handcremen in maximaler 3%iger Beimengung zulässig.

Weiterführende Literatur

1. Ashton H, Frenk EM, Stevenson CJ (1971) Urea as a topical agent. Brit J Dermatol 84:194–196
2. Baden HP, Lee LD, Rubilim J (1976) Intra and extracellular cementing substances. J Soc Cosmet Chem 27:433
3. Baker H, Kligman AM (1967) Measurement of transepidermal water loss by electrical hygrometry. Arch Dermatol 86:441–452
4. Berkman PM, Pasterka JV, Peacook AC (1966) Influence of urea on the electrophoretic properties of the proteins of microsomal membranes. Biochem Biophys Acta 181:159
5. Blank IH (1952) Factors which influence the water content of the stratum corneum. J Invest Dermatol 18:433–440
6. Böhm W, Braun W, Plankow B, Wohlrab W, Peker J (1974) Über die Reaktion der Epidermis nach Harnstoffeinwirkung. I. Epidermales Testsystem. Dermatol Wochenschr 160:373–377
7. Christensen MS, Hargens CW, Nacht S, Gans EM (1977) Viscoelastic properties of intact human skins: instrumentation, hydrations effects and the contribution of the stratum corneum. J Invest Dermatol 69:282–286
8. Christophers E (1973) Pharmakologische Effekte der Hornschicht. Fortschr Prakt Dermatol Venereol 7:88
9. Foster KG (1961) Relation between the colligative properties and chemical composition of sweat. J Physiol (Lond) 155:490
10. Gloor M, Wirth H, Schnyder UW (1978) Pharmakologie der Salicylsäure bei topischer Applikation. Zentralbl Haut Geschlechtskr 139:283–291
11. Heite HJ, Petry R (1965) Zur diagnostischen Bedeutung experimenteller Blasenerzeugung durch intrakutane Harnstoffinjektion. Hautarzt 16:164–172
12. Hellgren L, Larsson K (1971) On the effect of urea on human epidermis. Dermatologica 149:289–293
13. Katz S, Denis J (1969) Mechanismus of denaturation of borine serum albumin by urea and urea agent. Biochem Biophys Acta 188:247
14. Kligman AM (1957) Dermatologic uses of urea. Atca Derm Venereol (Stockh) 37:155–159
15. Laden K, Spitzer R (1967) Identification of a natural moisturizing agent in skin. J Soc Cosmet Chem 18:351
16. Mercer EH, Jahn RA, Maibach MJ (1968) Surface coats containing polysaccharides on human epidermal cells. J Invest Dermatol 51:204–214
17. Montagna W (1962) The Structure and Function of Skin. Academic Press, New York
18. Rieger MH, Deem DE (1974) Skin Moisturizers. J Soc Cosmet Chem 25:239–253
19. Ring CS, Barton SP, Nicholls S, Marks S (1979) The change in properties of the stratum corneum as a function of depth. Br J Dermatol 100:165–172
20. Rundall KM (1952) The proteins of the mammalian epidermis. Adv Prot Chem 7:253
21. Symmers WC, Kick TS (1915) Urea as a Bactericide and its Application in the treatment of wounds. Lancet II:1237–1239
22. Taube KM, Zaumseil RP, Wohlrab W, Reiss CJ (1981) Untersuchungen zur topischen Behandlung und Harnstoffeinfluß. Dermatol Monatsschr 167:85–90
23. Wildenauer RH, Bothwell JW, Douglass AB (1971) Stratum corneum – biochemical properties. J Invest Dermatol 56:72–78
24. Wohlrab W, Böhm W, Pankow B, Peker J (1974) Über die Reaktion der Epidermis nach Harnstoffeinwirkung. II. Biometrische Ergebnisse. Dermatol Monatsschr 160:370
25. Wohlrab W (1974) Die DNS-Synthese in der Epidermis nach Kontakt mit Harnstoff. Dermatologica 149:144–148
26. Wohlrab W (1976) Zum Normalisierungsprozeß in der Epidermis nach vorangegangenem Harnstoffkontakt. Dermatol Monatsschr 162:585–589
27. Wohlrab W, Böhm W (1975) Epidermisreaktion nach Langzeiteinwirkung von Harnstoff. Dermatologica 151:149–157

Univ. Prof. Dr. Eva-Maria Kokoschka
Dr. J. H. Klade
II. Universitäts-Hautklinik
Alserstraße 4
A-1090 Wien

Autorenregister

Baló-Banga, J. M. 63
Bieber, K. 54
Bieli, E. 71
Drosner, M. 47
Gabard, B. 71
Jakab, E. 61
Kaudewitz, P. 54
Klade, J. H. 82
Kokoschka, E. M. 82
Lindemayr, H. 78
Müller, K. H. 1, 13
Nolting, S. 76

Pflugshaupt, Ch. 1, 13
Przybilla, B. 54
Puschmann, M. 67
Raab, R. 80
Raab, W. 23
Rácz, I. 61
Rohde, B. Th. 74
Schnyder, U. W. 51
Soós, Gy. 61
Stüttgen, G. 27
Swanbeck, G. 42
Wohlrab, W. 35

Sachregister

Abortus 22
Absorption 8, 16, 80
Acitretin 52
Addukte 1
Altershaut 81
Ammoniak 80
Ammoniumcyanat 80
Anthralin (s.a. Dithranol) 23
Antimykotika 30
Arginase 21
Arginin 2

Bestrahlungen, UV- 75
Betamethason 15
Bifonazol 77
Blasenprovokation 3

Callus 2
Clotrimazol 30, 76
Creme, HBM- 63
–, ULB- 63

Dansylchlorid 64
Dermis 39
Dithranol (s.a. Anthralin) 15, 16, 29, 39, 40, 54, 74
Diurese 22

Ekzeme 47
Enzymaktivierung 3
Epidermis 21, 39
–, Wassergehalt 61
Epidermisverdünnung 6, 15, 63
Etretinat 52

Fluorourazil 15

Gewebetoxikologie 9

Halcinoid 16
Harnstoffersetzung 80
Harnstoffkeratolyse 4
Harnstoffspeicher 2
Harnstoffstabilität 16
Harnstoffzyklus 21
Hautfeuchte 67
Hautglätte 67
Hirndruck 22
HMB-Creme 63
Humectans 13

Hydratation 35
Hydrokortison 5, 14–16, 23, 29, 39, 47
Hydrokortison-17-butyrat 48

Ichthyosis 4, 42, 51, 81
Ingram 55
Interzellularsubstanz 3
Isotretinoin 52

Juckreizstillung 7

Karzinome 8
Keratin 25
Keratinozyten 31
Keratolyse 3, 13, 22
Klathraten 1
Kohlensäure 80
Kosmetik 25, 82

Langerhanszellen 31
Liberation 39, 48

Mastzellen 31
Migränebehandlung 22
Milchsäure 51
Mitoseindex 15, 38
Moisturizers 4, 14
Mykosen 76

Nebenwirkungen 17
Neurodermitis 2, 16, 21, 23, 38, 42, 68, 81
Nystatin 81

Okklusion 13, 37
Onychomykosen 16, 77, 81
Ornithin 21
Oxiconazol 31

Papillomatose, Stauungs- 78
Papillomatosis cutis verrucosa 78
Penetration 36, 39
Penetrationserhöhung 39, 48
Penetrationsförderung 5, 14
Penetrationskinetik 25
Penetrationspromotor 39
Phenylbutazon 22
Phototherapie 55
Piroxicam 15
Pityriasis versicolor 76
Prednisolon 16
Proliferationshemmung 38

Proteolyse 2, 13
Psoriasis vulgaris 21, 23, 38, 42, 54, 62, 74, 81, 62

Rekristallisation 80
Rezepturen 80

Salizylsäure 16, 61, 71, 81
–, Komplex 1
Sandigkeit 80
Schweißdrüsen 1
Silbernitrat-Färbung 72
Sofortwirkung 36
Sprühverband 74
Stabilität, Harnstoff 16
Stauungspapillomatose 78

Therapie 7, 15
Toxikologie 23
Tretinoin (s.a. Vitamin-A-Säure) 16, 23, 51, 52, 63, 74

ULB-Creme 63
UV-Bestrahlungen 75

Vasokonstriktionstest 6
Vioform 81
Vitamin-A-Säure (s.a. Tretinoin) 16, 23, 51, 52, 63, 74

Wasserbindung 4, 14
Wasserbindungskapazität 35, 37
Wassergehalt der Epidermis 61

MIX
Papier aus verantwortungsvollen Quellen
Paper from responsible sources
FSC® C105338

If you have any concerns about our products,
you can contact us on
ProductSafety@springernature.com

In case Publisher is established outside the EU,
the EU authorized representative is:
Springer Nature Customer Service Center GmbH
Europaplatz 3, 69115 Heidelberg, Germany

Printed by Libri Plureos GmbH
in Hamburg, Germany